태교신기

태교신기胎教新記

초판 1쇄 2020년 12월 30일

지은이 이사주당 · 옮긴이 김경미, 신명종
펴낸이 김기창 · 펴낸곳 도서출판 문사철

출판등록 제300-2008-40호
주소 서울 종로구 창경궁로 265 상가동 3층 3호
전화 02 741 7719 | 팩스 0303 0300 7719
홈페이지 wwww.lihiphi.com
전자우편 lihiphi@lihiphi.com

디자인 은
인쇄 및 제본 천광인쇄사

ISBN 979 11 86853 87 0 (93150)
※ 값은 뒤표지에 있습니다.

태교신기

胎教新記

이사주당, 유희 지음
김경미, 신명종 옮김

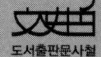
도서출판문사철

들어가는 말

누구나 자식을 낳으면서 자연스럽게 부모가 된다. 그러나 초, 중, 고, 대학의 교육과정을 거치면서 부모 되는 방법에 대해 수업이나 강의를 들어본 적은 없다. 부모 되는 방법은 부모가 되면 당연히 습득되어지는 것이 아니기 때문에 부모 된 사람은 반드시 배워야 함에도 불구하고, 나뿐만 아니라 대한민국 대부분의 사람들은 부모 되는 교육이 전무한 현실에서 부모가 되고 있다.

 자녀의 0-13세 시기는 부모에게서 가장 많은 영향을 받는 시기로, 부모는 자신의 내적 성장과 자기 수양을 통해 인성 갖춘 마음 따뜻한 아이들을 키워내야 한다. 우리 선조들이 이 시기 자녀들을 위한 교육서를 많이 집필한 이유도 바로 그 시기의 중요성 때문이다. 그럼에도 불구하고 자식이 태어나기 전, 엄마의 배 안에서의 교육이나 부모의 마음가짐에 대한 언급은 부족하다. 아마도 자식을 배 안에서 열 달

동안 기르고 가르치는 것은 전적으로 여성의 일이나, 글을 쓰고 남긴 것은 대부분 남성들이었기 때문일 것이다.

우리 속담에 될 성부른 나무는 떡잎부터 알아본다는 말이 있다. 이 말은 장차 크고 좋은 나무가 되기 위해서는, 처음 떡잎이 발아할 때 얼마나 그 떡잎이 우수한가에 달려있다는 의미이고, 이것은 사람에게도 똑같이 적용되는 말이다. 그 떡잎을 우수하게 만들기 위해 엄마가 열 달 동안 배 안에서 자식을 가르치는 활동이 바로 '태교'이다. 그리고 잉태하기 전부터 시작하는 '태교'야 말로 부모가 처음으로 시작하는 '부모됨'의 실천이다. 첫 단추를 잘 잠가야 옷을 바르게 입을 수 있듯 '부모됨'의 첫 시작인 태교를 잘 해야 참다운 부모가 될 수 있다.

조선시대 이사주당李師朱堂(1739-1821)은 '태교'의 개념과 실천방법을 상세히 다룬 최초의 문헌이자 유일한 태교서인 『태교신기胎敎新記』를 저술하였다. 그는 자식을 잉태하고 배 안에서 키우는 경험을 통해 임신부의 내적 성숙과 자기 수양이야말로 훌륭한 자식을 낳는 최고의 '태교'라고 강조하였다.

기존 출간된 『태교신기』 번역서는 5종 정도가 있으며, 한의학에 종사하는 학자와 고전번역가에 의하여 번역되었다. 본 번역서가 기존 번역서와 차별점을 가지는 것은 이사주당

이 학문적 바탕으로 삼고 있는 유학사상적 기반을 토대로
『태교신기』의 내용을 번역하고, 이사주당이 쓴 원문과 더불어 그의 아들 유희의 주석 원문을 모두 싣고 해석했다는 점이다.

오늘날 부모 되는 첫걸음을 내디딜 모든 이들이 『태교신기胎敎新記』를 통해 자녀 낳음에 어떤 마음가짐과 자세로 임할 것인가를 생각하는 기회를 갖는다면 이 책을 간행하는 의미가 충분할 것이다. 이 책은 부모라는 이름으로 살아가는 이들에게 참다운 '부모됨'의 첫 길을 안내할 것이다. 그러나 길을 아는 것과 그 길을 가는 것은 다르다. 자녀들이 미래의 훌륭한 인재가 되기 위하여 부모가 해야 할 일은 내가 직접 그 길을 가는 것이다. 이 책과 더불어 부모다운 첫 길의 걸음을 발맞추어 함께 갈 수 있기를 바란다.

차례

- 들어가는 말 • 5
- 저자 및 역자 약력 • 183

이사주당과 『태교신기』 • 11

1. 이사주당은 누구인가? • 13
2. 『태교신기』는 어떤 책인가? • 15
3. 『태교신기』는 어떻게 구성되어 있는가? • 17

『태교신기』 판본 비교 • 21

일러두기 • 22

서문 • 25

태교신기서 • 27

태교신기음의서략 • 35

사주당이씨부인 묘지명병서 • 50

태교신기장구대전 · 65

제1장 자식의 기질은 부모에게서 물려받는다 • 69
제2장 성품의 근본인 태는 처음 가르침에 영향을 받는다 • 82
제3장 부모 된 사람은 반드시 태교해야 한다 • 86
제4장 다음은 구체적인 태교의 방법이다 • 93
제5장 태교의 근본은 바른 마음을 갖추는데 힘쓰는 것이다 • 125
제6장 양태는 부모의 중요한 의무이다 • 130
제7장 임신부의 바르지 않은 마음을 경계한다 • 132
제8장 태 기름의 효과는 명백하다 • 136
제9장 태임과 읍강이 행한 태교의 실제이다 • 141
제10장 자식 가르침에 태교보다 우선하는 것은 없다 • 145

발문 · 147

유희 발문 • 149
큰 딸 발문 • 155
작은 딸 발문 • 158
권상규 발문 • 161
이충호 발문 • 166
권두식 발문 • 172
유근영 발문 • 178

이사주당과 『태교신기』
李師朱堂　　胎敎新記

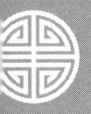

1. 이사주당李師朱堂은 누구인가?

이사주당李師朱堂(1739 - 1821, 영조15 - 순조21)은 태종의 서자인 경녕군敬寧君의 11대손으로 본관은 전주이다. 1739년 12월 5일, 청주에서 아버지 이창식과 어머니 진주 강씨 사이에서 2남 5녀 가운데 여섯째로 출생하였다.

그는 어려서부터 책을 좋아하여 『소학小學』, 『가례家禮』 및 『여사서女四書』 등 유학의 경서經書를 두루 읽어 경전의 가르침을 깊고 명확하게 깨달았고, 그 밖의 여러 종류의 책도 두루 꿰뚫었으며, 그 품은 뜻이 높고 빼어났다. 또한 어려서부터 길쌈, 자수, 바느질 등 여인이 해야 할 일을 익히고, 부모님에 대한 효성이 깊고 바른 성품과 덕행을 두루 겸비하여 명성이 두루 퍼지고 주변의 칭송이 자자하였다.

이사주당은 부친의 3년상과 넉넉지 않은 가세로 인하여

상당히 늦은 나이에 유한규柳漢奎와 혼인하여 슬하에 1남 3녀를 두었다. 이사주당은 혼인 후에도 유공과 서로 학문의 심오한 이치와 성정性情에 대해 토론하고 지속적으로 배움에 정성을 다하며, 부부사이를 넘어 학문적 동반자로서 평생을 지기知己로 살았다.

이사주당의 처음 당호는 희현希賢으로 어진 사람이 되기를 희망한다는 뜻이었으나, 후에 사주師朱로 바꾸었다. 당호인 사주당師朱堂은 성리학의 집대성자인 '주희朱熹를 스승으로 삼아 본받는다'는 의미이다. 그의 당호에서도 알 수 있듯이 이사주당은 주자의 성리학을 배우고 주자의 학문을 계승하여 자신의 학문 요체로 삼았으며, 뛰어난 학식과 풍부한 소양을 가지고 있었다.

이사주당은 자신이 쓴 글 중 오직 『태교신기』만을 후세에 남겼다. 그는 태교에 관한 글이 없어진지 오래되어 당시 임신부들이 태교에 무지한 것을 안타깝게 여기고, 태교방법을 글로 전하여 깨닫고 행할 수 있도록 하였다.

이사주당은 "자신의 어머니 편지 한 묶음, 남편 유한규의 성리性理 답문 한 묶음, 그리고 본인이 손수 베낀 『격몽요결擊蒙要訣』한 권을 입던 옷과 같이 넣어 달라."고 유언하고 1821년 9월 22일 세상을 떠났다.

2. 『태교신기胎敎新記』는 어떤 책인가?

조선시대 태교와 관련된 문헌들은 각종 여범서나 수신서의 일부에서 태교를 다루고 있으며, 내용도 대부분 중국문헌인 유향劉向의 『열녀전列女傳』 내용을 크게 벗어나지 않았다. 그러나 이사주당의 『태교신기胎敎新記』는 여성의 시각에서 태교의 이념과 원리, 그리고 구체적 실행지침을 정리하고, 유교경전과 예법, 의서 등의 내용을 담고 있는 가장 체계적이고 유일한 태교전문서이다. 또한 이사주당의 유학적 지식과 소양을 바탕으로 유학적 관점으로 저술되어, 유학의 수신修身과 태교가 지향하는 임신부의 내면적 성숙이라는 유교철학의 공통적 인식이 함축되어 있는 태교문헌이다.

처녀시절부터 아버지의 독려로 늘 경經을 읽었던 이사주당은 자신의 네 자녀에게 도움을 주기 위하여 옛사람들이 행하였던 예절禮節과 임부가 피해야 하는 일, 그리고 어린아이를 가르칠만한 구절을 언문으로 해석하여 책을 만들었다. 남편 유한규는 그 책의 제목을 『교자집요敎子輯要』라 하였다.

이 책은 이사주당이 자녀를 기르면서 사용하고 난 뒤에 잊혀졌다가 약 20여 년이 지나 막내딸이 가지고 있던 상자에서 발견되었다. 이 책을 다시 보게 된 이사주당은 "이 책은 스스로 반성하기 위하여 지은 것이지 후세에 남기려 한 것이 아니지만, 생각해보니 오직 태교에 대한 글이 없어진지 오래되어 부인들이 스스로 깨달아 행하기 어렵게 되었으니 참으로 걱정이 된다."고 하며 옛날의 태교방법이 글로 전해지지 못하고, 당시의 임신부들이 태교에 무지하여 행하지 못할 것을 염려하였다.

그래서 끊어진 태교의 맥을 이어가기 위해 『교자집요教子輯要』 중 〈양태절목養胎節目〉을 취하고, 경전의 가르침과 성현의 예법을 참작하여 거울로 삼고, 의학의 이치를 참작하여 깨우친 내용을 정리하여 『태교신기胎教新記』를 완성하였다.

『태교신기胎教新記』라는 책이름에서 '신新'이라는 의미는 태교에 관한 새로움, 기존의 태교에서 한 단계 진전한 독창성을 가지는 것을 의미한다. 이사주당은 '태교胎教'를 임신부가 일상생활 속에서 단순히 규범을 절제하고 실천하는 것에서 벗어나, 자신의 마음 수양과 자기성찰이라는 수신修身의 유학적 철학 방법으로 재탄생시켰다. 이것은 옛 것을 바탕으로 삼아 새로운 태교胎教를 정립한 것으로 진정한 온고지신溫故知新의 실천이라고 할 수 있다.

다른 태교교훈서와 달리 『태교신기』만이 가진 독특한 특성은 부성태교에 대한 강조이다. 태교는 일반적으로 임신부가 해야 할 일로 여겨지는데, 이사주당은 '아버지 하루 정심(하루 씨 내림)은 자식에게 생명을 주는 것이며 또한 자식의 운명을 결정지어 자식의 인생을 만드는 것'이라 하여 아버지 태교의 중요성을 부각시켰다. 또한 주변 환경의 중요성을 주장하며, 태교란 임신부가 항상 마음 편안한 환경을 갖도록 부부와 가족이 함께 노력하고 보살펴 주어야 한다고 피력하였다. 이사주당의 태교 관점은 오늘날 현대인들에게도 시사하는 바가 매우 크다고 할 수 있다.

3. 『태교신기胎敎新記』는 어떻게 구성되어 있는가?

『태교신기』는 1800년(정조 24) 이사주당이 62세 되던 해에 한문으로 완성되었다. 그러나 오늘날 이사주당의 한문본『태교신기』는 전해지지 않는다. 오늘날 전해지고 있는『태교신기』는 이사주당의 아들 유희柳僖가 일 년 동안『태교신기』한문본문의 장구章句를 10장 35절로 나누고, 음의音義를 해석하고 한글로 풀이하여 1801년(순조 1) 완성한「태교신기장구대전胎敎新記章句大全」과「태교신기장구언해胎敎新記章句諺解」이다.

오늘날 전해지고 있는「태교신기장구대전」은 10장 35절로 각 장의 내용은 다음과 같다.

■ 제1장에서는 인간의 성품은 하늘을 근본으로 이루어지지만 기질은 부모에게서 물려받아 형성되므로 태교는 자녀를 잘

가르치는 근본이 됨을 말하고 있다.
- 제2장에서는 인간 성품의 근본인 태胎는 뱃속에서 길러지기 때문에, 태교를 통해 좋은 태내 환경을 조성하여 좋은 성품을 가진 아이를 낳아야 한다고 말하고 있다.
- 제3장에서는 태교를 행한 사람과 행하지 않은 사람을 비교하여 태교의 필요성을 설명함으로써, 부모 된 사람은 반드시 태교해야 함을 말하고 있다.
- 제4장은 총14절로 이루어져 있으며 가장 많은 내용을 담고 있는 장으로, 태교의 구체적 실천방법에 대해 서술하고 있다.
- 제5장에서는 태교의 근본은 바른 마음을 갖추고 힘쓰는데 있음을 말하여 태교의 실천을 권하고 있다.
- 제6장에서는 태교를 제대로 행하지 않았을 때 받게 되는 해로움에 대해 설명하고, 양태養胎는 부모의 중요한 의무임을 말하고 있다.
- 제7장에서는 사술邪術과 사심邪心에 미혹되어 임신부가 바르지 않은 마음을 갖게 되는 것을 경계하고 있다.
- 제8장에서는 태교의 효과는 명백하며, 임신부는 양태養胎를 통해 재주 있고 장수하며, 품격 있는 자식을 낳을 수 있다고 말하고 있다.
- 제9장에서는 주나라 문왕과 성왕의 어머니인 태임과 읍강이 실천한 태교내용을 소개하여 선인들의 태교 실제사례를 제

시하고 있다.
- 제10장에서는 자식을 가르치는 것 중에 태교보다 우선하는 것은 없다는 것을 거듭 강조하여 말하고 있다.

현재 전해지고 있는 『태교신기』는 수고본手稿本과 석인본石印本의 두 가지 판본이 있다.

수고본手稿本은 이사주당의 아들 유희가 장章을 나누고 주석을 달아 우리말로 음과 해석을 붙인 것으로, 현재 성균관대학교 존경각에 소장되어 있다. 수고본은 신작申綽의 「태교신기서胎敎新記序」, 「태교신기장구대전胎敎新記章句大全」, 유희柳僖의 발문, 「태교신기언해胎敎新記諺解」, 유근영柳近永의 발문, 묘지중적기墓誌中摘記, 정인보鄭寅普의 「태교신기음의서략胎敎新記音義序略」으로 구성되어 있다.

석인본石印本은 1938년 유희의 증손인 유근영柳近永이 경북 예천에서 수고본을 저본底本으로 하여 간행한 것으로 현재 국립중앙도서관과 서울대학교, 연세대학교 도서관, 한국학 중앙연구원 등에 소장되어 있다. 석인본의 구성은 신작申綽의 「태교신기서胎敎新記序」와 정인보鄭寅普의 「태교신기음의서략胎敎新記音義序略」, 「태교신기장구대전胎敎新記章句大全」, 「부록附錄」, 「태교신기장구언해胎敎新記章句諺解」로 구성되어 있다. 그리고 「부록附錄」에는 신작申綽의 「사주당이씨부인묘지명병서師朱堂李氏夫人墓誌銘

幷序」와 이사주당의 아들 유희와 큰 딸, 작은 딸, 그리고 권상규權相圭, 이충호李忠鎬, 권두식權斗植, 유근영柳近永 등 총 7명의 발문跋文이 순서대로 실려 있다.

『태교신기(胎敎新記)』 판본 비교

수고본(手稿本)	석인본(石印本)	
이사주당의 『태교신기』 원문에 아들 유희가 장章을 나누고 주석을 달아 우리말로 음과 해석을 붙여 씀	1938년 유희의 증손인 유근영柳近永이 경북 예천에서 수고본을 저본底本으로 하여 간행	
성균관대학교 존경각 소장	국립중앙도서관, 서울대학교, 연세대학교 도서관, 한국학 중앙연구원 소장	
신작申綽의 「태교신기서胎敎新記序」	신작申綽의 「태교신기서胎敎新記序」	
「태교신기장구대전胎敎新記章句大全」	정인보鄭寅普의 「태교신기음의서략胎敎新記音義序略」	
유희柳僖 발문	「태교신기장구대전胎敎新記章句大全」	
「태교신기언해胎敎新記諺解」	「부록附錄」	신작申綽의 「사주당이씨부인묘지명병서師朱堂李氏夫人墓誌銘幷序」
유근영柳近永 발문		유희, 큰 딸, 작은 딸의 발문
묘지중적기墓誌中摘記		권상규權相圭, 이충호李忠鎬, 권두식權斗植, 유근영柳近永의 발문
정인보鄭寅普의 「태교신기음의서략胎敎新記音義序略」	「태교신기장구언해胎敎新記章句諺解」	

일러두기

1. 이 책의 번역 대본은 성균관대학교 존경각에 소장되어 있는 유희의 수고본手稿本「태교신기장구대전胎敎新記章句大全」을 저본底本으로 하였다. 그리고 수고본에 실려 있지 않은 석인본石印本의「부록附錄」중 신작申綽의「사주당이씨부인묘지명병서師朱堂李氏夫人墓誌銘幷序」, 이사주당의 큰 딸, 작은 딸, 그리고 권상규權相圭, 이충호李忠鎬, 권두식權斗植의 발문을 함께 실었다. 그러나 언문인「태교신기언해胎敎新記諺解」는 싣지 않았다.
2. 이 책의 서문序文에는「태교신기서胎敎新記序」외에「태교신기음의서략胎敎新記音義序略」과「사주당이씨부인묘지명병서師朱堂李氏夫人墓誌銘幷序」를 함께 실었다. 그리고 발문跋文에도 유희柳僖와 큰 딸, 작은 딸, 권상규權相圭, 이충호李忠鎬, 권두식權斗植, 유근영柳近永의 발문을 함께 실었다.
3. 번역은 원문에 충실하게 직역하는 것을 원칙으로 하였으나, 의미가 선명하게 드러나지 않는 부분은 의역하고 현대적인 어투로 해석하고자 하였다.
4. 번역 시 그 뜻과 의미를 설명하기 위하여 필요한 부분은 각주를 달아 설명하였다.
5. 신작申綽의「사주당이씨부인묘지명병서師朱堂李氏夫人墓誌銘幷序」와 정인보鄭寅普의「태교신기음의서략胎敎新記音義序略」은 각각『석천유고石泉遺稿』와『담원문록薝園文錄』에 기록되어 있다. 따라서 두 원문을 비교하

여 달리 표기된 부분과 잘못 표기되었다고 판단되는 것을 바로 잡았으며, 이를 각주에서 설명하였다.
6. 이 책에 쓰인 부호 중『 』는 책의 제목이나 출전,「 」은 책의 편명,〈 〉은 편명 속 제목이나 작품명, ( )은 한자의 음이나 문장의 설명, [ ]은 한자의 설명, ' '는 강조부분, " "는 각종 인용에 쓰였다.
7. 맞춤법과 띄어쓰기는 한글 맞춤법 통일안에 따랐다.
8. 컴퓨터에서 제공하지 않는 한자의 경우에는 부득이하게 동일한 음과 뜻을 가진 글자를 대체하였다.

서문
序 文

태교신기서
胎敎新記序

夫二儀¹構精 醇醨²未分 四大³成形 聖凡已判 是以端莊
之化 可以育明聖之德 勛華⁴之導不能變均朱⁵之惡 盖
未分則敎可從心 已判則習不移性 此胎敎之所以重也

---

1 '二儀(이의)'는 양의兩儀로 보통 음양陰陽을 의미한다. 여기에서는 부부를 뜻하는 말이다.
2 '醇醨(순리)'는 진한 술과 묽은 술을 뜻한다. 여기에서는 천지 기운의 청탁을 나타내는 말이다.
3 '四大(사대)'는 모든 물체를 구성하는 지地·수水·화火·풍風의 네 요소를 말한다.
4 '勛(훈)'은 훈勳과 같은 글자로 요堯임금을 지칭하며 방훈放勳에서 취했다. 방放은 이르다는 뜻이고, 훈勳은 공훈功勳의 뜻이니, 요堯임금의 공업功業이 이르지 않은 데가 없음을 찬미한 말이다.
　'華(화)'는 중화重華에서 취했으며, 순舜임금이 거듭 광화光華한 바가 순堯와 같다는 말로 순舜임금을 찬양한 말이다.
5 '均(균)'은 상균商均으로 순舜의 아들이고, '朱(주)'는 요堯의 아들로 단주丹朱이다.

대체로 부부가 정을 합할 때는 총명함과 우매함이 나뉘지 않으나, 지地·수水·화火·풍風이 조화되어 형체를 이루면 성인과 범인이 이미 판가름된다. 그러므로 임신한 어머니의 단정하고 장중한 행동의 감화는 밝고 성스러운 덕을 기를 수 있으나, (이미 성품이 결정되어 태어난 이후에는) 요임금과 순임금의 가르침으로도 상균과 단주의 악을 고칠 수가 없다. 그러므로 형체를 이루기 전에는 태교로써 마음을 따르게 할 수 있으나, (성품이) 결정되고 나면 습관으로 성품을 고칠 수가 없다. 이것이 태교가 중요한 까닭이다.

柳夫人李氏完山世族 春秋今八十有三 幼而好書 深明經訓 旁貫載籍 寄意高秀 以爲世之才難 胎敎之不行也 乃採綴典訓遺意先達微旨 凡姙婦之心志事爲視聽起居飮食之節 皆參經禮而垂範 綜墳記[6]而炯鑑 酌醫理而啓悟 出入玅奧 勒成一編 子西陂子儆[7] 離章辨句而釋之 是謂胎敎新記 以補前人之闕文 於戲遠矣

---

[6] '墳記(분기)'는 고대의 전적典籍과 기록물을 말한다.
[7] 柳僖(유희, 영조49 – 헌종3(1773 – 1837))는 조선후기 실학자로 본관은 진주晉州이고 부친은 한규漢奎이다. 초명初名은 경儆, 자字는 계중戒仲, 호號는 서파자西陂子, 방편자方便子, 남악南嶽이며『시물명고詩物名考』,『물명류고物名類考』,『언문지諺文志』 등을 저술한 학자이자 음운학자이다.

유씨의 부인 이씨는 대대로 벼슬을 한 완산 이씨 가문의 출신으로 지금 연세가 83세이시다. 어려서부터 책을 좋아하여 경전의 가르침을 깊고 명확하게 깨달으시고, 그 밖의 여러 책도 두루 꿰뚫었으며, 그 품은 뜻이 높고 빼어났다. 그는 세상에 재주 있는 사람이 태어나기 어려운 이유가 태교를 행하지 않았기 때문이라 생각하였다. 이에 경전의 가르침에 남겨진 뜻과 선현의 깊은 뜻을 모아서 책으로 묶었다. 임신부의 마음가짐과 행실, 보고 듣고 거처하고, 먹고 마시는 절도는 모두 경전의 예법을 참고하여 몸소 모범을 보이시고, 고대의 전적과 기록물을 종합하여 밝은 본보기로 삼았으며, 의학의 이치를 참작하여 깨우침을 여셨으니 글의 변화가 오묘하다. 잘 정리하고 묶어서 한 권의 책으로 만들고, 아들 서파자 경이 장을 나누고 구를 떼어서 해석하여 『태교신기』라 하였다. 이로써 선인의 빠뜨린 글을 보충하였으니, 오! 훌륭하시다.

> 西陂子與余新知 有絶倫聰識 詩書執禮 固所雅言 其學尤深 春秋而於陰陽律呂星歷醫數之書 莫不達其源而窮其支 君子謂夫人之敎使然

서파자는 내가 새롭게 알게 된 사람으로 뛰어나게 총명하고 식견이 있어서 시와 글씨 그리고 예를 행하는 것에 대해서 늘 말하였고, 그 학문은 더욱 깊어서 춘추와 역학·음악·천문역학·의학과 수리의 책에 있어서는 근원에 통달하고 그 지엽(현실에 적용하는 것)까지 궁구하지 않는 바가 없었다. 다른 군자들이 그 어머니의 가르침이 그렇게 되도록 하였다고 했다.

西陂子曰稼谷尹尙書光顏[8] 甚奇此書 欲序未及而卒 子爲我成之 綽奉覽反復曰 此秦漢以來 所未有之書 且婦人之立言垂世 尤所罕聞

서파자가 말하기를, "가곡 땅에 상서를 지내신 윤광안씨가 이 책을 매우 기이하게 여겨 서문을 쓰려 하였으나 쓰지 못하고 돌아가셨으니 당신께서 나를 위하여 써 주시오."라고 하였다. 내가 그 책을 받들어 반복하여 읽어보고 말하기를 "이 책은 진과 한나라 이래로 없었던 책이요, 또한 부인으로서 글을 써서 후세에 귀감을 드리운 것은 더욱 듣기 어려운 일이다."라고 하였다.

---

[8] 尹光顏(윤광안, 영조33‒순조15(1757‒1815))은 조선후기 문신으로 자字는 복초復初, 호號는 반호盤湖, 본관은 파평坡平이다. 벼슬은 이조 참의, 예조 판서, 충청·경상도의 관찰사를 지냈다.

昔曺大家[9]作女誡 扶風馬融善之 使妻女誦焉 然女誡
所以誡成人 成人而誡 豈若胎敎之力

옛날 조대가가 『여계』를 지었는데, 부풍땅 마융이 이를 아름
답게 여겨 아내와 딸들에게 외우게 하였다. 그러나 『여계』는
성인에게 경계하는 것이니, 성인이 되어서 경계함이 어찌 태
교의 효력과 같겠는가!

夫胎者 天地之始 陰陽之祖 造化之橐籥 萬物之權輿[10]
太始氤氲[11] 渾沌之竅未鑿 玅氣發揮 幽贊之功在人

무릇 태란 천지의 시작이고, 음양의 근원이며, 조화의 원동
력이고, 만물의 시작이며, 태시의 음양이기가 섞여 있고 혼
돈의 틈이 뚫리지 아니하였을 때에 미묘한 기가 발휘되는 것
이니, 은연히 돕는 공은 사람에게 있다.

---

[9] '曺大家(조대가)'는 동한東漢의 班昭(반소, AD45-117)의 별칭이다. 반표班
彪의 딸이자 반고班固의 누이동생이며 조세숙曺世叔의 처妻로 조세숙이 일찍
죽자 화제和帝가 그녀를 궁으로 불러들여 황후와 귀인들에게 역사 등을 가르
치게 하였다. 반고가 『한서漢書』를 완성하지 못하고 죽자, 화제和帝의 명을 받
고 계승해 『한서』 중 8편 〈표表〉와 〈천문지天文志〉를 완성해 편찬을 완결했다.
주요 저서에는 『여계女誡』, 『동정부東征賦』 등이 있다.
[10] '權(권)'은 저울대, '輿(여)'는 수레 바탕을 가리킨다. 저울을 만들 때에는
저울대부터 만들고, 수레를 만들 때는 수레 바탕부터 만들기 때문에, 사물의
시작 또는 처음을 이르는 말이다.
[11] '氤氲(인온)'은 음양陰陽의 두 기운이 얽혀서 화합한 상태를 말한다.

方其陰化保衛 脈養月改[12] 靈源之呼吸流通 奇府[13]之榮血[14]灌注 母病而子病 母安而子安 性情才德 隨其動靜 哺啜冷暖爲其氣血 未施斧藻[15]龍鳳之章闇[16] 就事同埏埴瑚璉之器[17]

바야흐로 여자의 덕이 태아를 보호하고 지킴에 인체의 혈맥이 달을 바꿔가며 길러 주니, 영험한 근원의 호흡이 유통되고, 자궁의 맑은 피가 태아에게 공급된다. 어머니가 병들면 자식도 병들고 어머니가 편안하면 자식도 편안하여 성정과 재주와 덕은 그 (어머니의) 동정을 따르고, 먹고 마시는 것과 차갑고 뜨거움은 그 (태아의) 기혈이 된다. 아직 남아와 여아의 성의 구별이 드러나지 않았을 때 일(태교)을 하는 것은 진흙을 이겨 훌륭한 그릇을 만드는 것과 같다.

---

[12] '脈養月改(맥양월개)'는 인체의 열 개의 경락이 달마다 번갈아 가며 태아를 기른다는 뜻이다.

[13] '奇府(기부)'는 기항지부奇恒之府의 약어로 뇌, 골수, 뼈, 담, 맥, 자궁 등을 말하나 여기에서는 자궁을 지칭한다.

[14] '榮血(영혈)'은 혈맥 속에 있는 맑은 피를 가리킨다.

[15] '斧藻(부조)'는 원래 대들보에 새기는 무늬를 가리키는 말이다. 여기서는 남아와 여아의 성을 결정한다는 뜻으로 사용되고 있다.

[16] '龍(용)'은 남아를 상징하고 '鳳(봉)'은 여아를 상징하며, '章闇(장암)'은 그 성의 구별이 드러나지 않은 것을 가리킨다.

[17] '瑚璉之器(호련지기)'는 종묘의 제사 때에 곡식을 담는 옥으로 만든 그릇을 말한다. 『논어論語』에 공자가 자공의 인물됨을 호련으로 비유한 글이 있다.

先表 學有生知[18] 教不煩師 用是道也 故曰賢師十年之訓 未若母氏十月之教 覽此書者 誠能昭布景訓 衿珮諸媛庶見 金環[19]載肅 無非義訓而王國克生 盡爲思皇[20]矣

옛날의 본보기가 될 만한 사표들이 배움에 있어서 태어날 때부터 아는 생지가 있고 가르침에 선생을 힘들게 하지 아니한 것은 이 도(태교)를 썼기 때문이다. 그러므로 "어진 스승의 십 년 가르침이 어머니 열 달 가르침만 못하다."고 하였다. 이 책을 보는 사람들이 진실로 능히 큰 교훈을 밝게 펴서,

---

[18] '生知(생지)'는 『논어』「계씨季氏」편 제9장 "나면서부터 아는 자가 상등上等이고, 배워서 아는 자가 그 다음이고, 곤난困難하여 배우는 자가 또 그 다음이다.[生而知之者上也 學而知之者次也 困而學之又其次也]"라는 문장에서 유래된 말로 성인을 가리킨다.

[19] '金環(금환)'은 임신한 부인을 가리키는 말이다. 『시경詩經』「패풍邶風」〈정녀靜女〉의 『모시전毛詩傳』에 "임금을 모시는 왕비와 여러 후궁들은 예를 갖춰 임금의 처소에 나가는데, 여자 사관은 그 일월을 기록하고, 반지를 주어서 나가고 물러나게 한다. 아이를 가진 달에는 금반지를 손에 끼고 물러난다. 모시는 것을 맡은 자는 은반지를 왼손에 끼고 나아간다. 모시고 난 뒤에는 오른손에 낀다.[后妃群妾以禮御于君所 女史书其日月 授之以環 以进退之 生子月辰 則以金環退之 當御者以银環进之 著于左手 既御 著于右手]"는 글이 있다. 『모시정의毛詩正義』에도 여기에 대해서 "부인이 임신하면 예에 마땅히 모시지 않으며 이 금환으로써 스스로 엄숙히 삼간다."는 글이 있다.

[20] '思皇(사황)'은 『시경』「대아大雅」〈문왕文王〉 "슬기롭고 훌륭한 많은 인재들이 자꾸자꾸 생겨나네 이 왕국에서, 왕국에서 인재들을 낳고 낳아서 오로지 주나라의 기둥 만드네.[思皇多士 生此王國 王國克生 維周之楨]"에서 인용한 문장으로 '사思'는 어조사이며 '황皇'은 미美의 의미이다.

노리개를 차는 여러 규수들이 거의 다 보게 한다면 임신부가 더욱 삼가는 데에 옳은 가르침이 아님이 없어 나라 안에 태어나는 사람들을 모두 훌륭한 선비가 되게 할 수 있을 것이다.

> 卄一年[21] 辛巳重陽後日 平州[22] 申綽[23]謹序

순조 21년(1821) 신사 중양절 후일(9월 10일) 평산 신작이 삼가 서문을 쓰다.

---

[21] 석인본에는 순묘입일년純廟卄一年으로 되어 있다.
[22] '平州(평주)'는 황해도 평산平山의 고려시대 이름이다.
[23] 申綽(신작, 영조36-순조28(1760-1828))은 조선 후기 학자로 본관은 평산平山이고 자字는 재중在中, 호號는 석천石泉이다.

태교신기음의서략
胎 敎 新 記 音 義 序 略

始寅普 閱西陂柳先生僖 所著書目 有曰胎敎新記音
義 意其爲少儀內則 胎敎之旨 而未知爲誰作 而先生
釋之 後讀先生文錄 考妣墓誌[24] 知先生母 李淑人[25]邃
經晣[26]禮

처음에 인보는 서파 유선생 희가 지은 책의 목록을 보다가
『태교신기음의』라는 것이 있기에, 「소의」와 「내칙」이 태교의
본뜻이 되겠지만, 누가 지은 지는 몰라도 선생이 주석하였으
려니 여겼었다. 나중에 선생 문록에서 돌아가신 모친의 묘지

---

[24] 일반적으로 사대부들이 죽었을 때 평생 해왔던 행적이나 글들을 비교적 작은 돌에 새겨서 관 안에 함께 묻었다. 이것을 '墓誌(묘지)'라 한다.
[25] '淑人(숙인)'은 조선시대에 당하관堂下官 정3품·종3품인 문무관文武官의 아내에게 주던 작호이다.
[26] 『담원문록薝園文錄』에는 석晳으로 표기되어 있다.

를 읽고서 선생의 어머니 숙인 이씨가 경전에 깊고 예에 밝음을 알게 되었다.

先生早喪考木川君 其學受自淑人 淑人旣老 著胎敎新記 傳於家 又見申石泉綽 所爲[27]木川君曁淑人合葬墓碣 趙東海琮鎭[28]所爲[29]先生誌 皆推服是書 石泉又爲之序 以爲出入妙奧 寅普亟思讀其書 就先生曾孫德永 徧檢遺書[30] 卒不得 謂其佚也 今年杪冬[31] 德永從父弟[32] 近永 自嶺之醴泉 千里相訪 出一編 則先生手書 胎敎新記音義也

선생은 아버지 목천군을 일찍 여의고 그 학문을 숙인에게 배웠다. 숙인이 늙은 뒤『태교신기』를 지어 집안에 전해 왔다.

---

[27] 석인본에는 없고『담원문록薝園文錄』에 보인다. 문장의 구조로 볼 때 '소위所爲'가 있어야 하기 때문에 표기하였다.
[28] 趙琮鎭(조종진, 1767-1845)은 본관이 풍양豊壤이며, 호號는 동해東海, 자字는 장지章之이다. 1790년 사마司馬, 1805년 증광문과增廣文科 한림원 삼사三司를 거쳐 좌승지左承旨에 이르렀다.
[29] 주석 27번과 같은 이유로 표기하였다.
[30]『담원문록』에는 초초로 되어 있다.
[31]『담원문록』과 석인본 모두 초초로 되어 있으나 '초杪' 자자의 오기誤記로 보인다. 따라서 본문에는 '杪'로 표기하였다. '초동杪冬'이란 모동暮冬이라고도 하는데, 늦겨울로 음력 12월의 별칭이다.
[32] '從父弟(종부제)'는 부친의 친형제의 자식으로 사촌 간을 말한다.

그리고 석천 신작이 지은 목천군과 숙인의 합장 묘갈명[33]과 동해 조종진이 지은 선생의 묘지를 보건대 모두 이 책을 받들고 탄복하였다. 석천은 또한 이 책을 위하여 서문을 지으며 오묘한 지경을 넘나든다고 하였다. 나(정인보)는 빨리 그 책을 읽고 싶어서, 선생의 증손 덕영에게로 가서 유고의 초본을 두루 살펴보았으나, 마침내 찾지를 못하여 없어진 것으로 알았었다. 올 년초(1936년 병자년) 겨울의 끝자락에 덕영의 사촌 동생 근영이 영남 예천으로부터 천 리 길을 찾아와 한 편의 책을 내놓으니, 선생이 손수 쓴 『태교신기음의』였다.

> 寅普驚喜 殆不自定 不惟十載耿耿 一朝而償久[34]願 以先生卓犖閎碩 而淑人訓之 知先生者 當知淑人之學 爲何如 而是書實淑人平生[35]心力所凝聚 此而不傳於震域[36] 學術遺[37]恨至鉅 乃幾不傳而傳 其爲幸可勝道哉

---

33 묘비에 새겨 놓은 글을 말한다.
34 『담원문록』에는 숙宿으로 되어 있다. 의미는 같다.
35 『담원문록』에는 생평生平으로 표기되어 있다.
36 『주역周易』문왕팔괘도文王八卦圖에 따르면 진괘震卦는 동쪽 방향에 해당한다. 동쪽 지역은 우리나라를 상징하므로 '震域(진역)'은 우리나라를 지칭하는 말이다. 『담원문록』에는 진역震域이 차此로 표기되어 있다.
37 『담원문록』에는 위爲로 되어 있다.

나(인보)는 놀라고 기뻐서 거의 스스로를 안정할 수 없었다. 십 년 동안 잊지 못하였는데 하루아침에 오래된 소원을 이루었다. 선생(서파자)의 학문이 뛰어나고 넓게 트여 충실하였고, 숙인이 그를 가르쳤으니 선생을 아는 이라면 마땅히 숙인의 학문이 어떻다는 것을 알 것이다. 이 책은 실로 숙인의 일평생 심력이 응집된 것이니 이런 책이 우리나라에 전해지지 않는다면 학술에 큰 한을 남기게 될 것이다. 더구나 거의 전해지지 않을 뻔하다가 전해지게 되니 그 다행스러움을 이루 다 말할 수 있겠는가?

淑人在室習經 讀六藝百家之言 旣歸木川君 木川君又負絶學 夫婦衎衎講明 古聖賢指義[38] 旁治曆算 至[39]律呂靈素[40] 靡所不儷偕 暨木川君沒[41]則婤意敎先生 夫其勤勤於腹胎以預 其薰化繼之 苦心纂綴 思廣其道於後 則其養之於旣生 導之於旣長者 不待言也 迨淑人晚節

---

[38] 『담원문록』에는 의지義指로 되어 있다.
[39] 『담원문록』에는 약若으로 표기되어 있다. 의미상으로 보면 지至가 적합하다.
[40] '靈素(영소)'는 령추靈樞와 소문素問의 합칭合稱으로 황제내경黃帝內經을 지칭하는 것이다.
[41] 『담원문록』에는 '暨(기)' 자字가 없고 목천군선졸木川君先卒로 표기되어 있다.

先生道行俱高 著述滿家 先生同母[42]姉妹三人 皆端莊有文

숙인은 결혼 전에는 경학을 익히고 육예와 백가의 설을 읽었는데, 목천군에게 시집와서 목천군이 또한 뛰어난 학문을 자부하여, 부부가 화락하게 옛 성현이 가리키는 뜻을 강론하여 밝히고, 역법과 수학에서부터 음악과 의학을 두루 공부하였으니, 서로 함께하며 대등하지 않음이 없었다. 목천군이 죽은 뒤에는 전적으로 선생(서파자)을 교육하는데 뜻을 두었다. 아기를 가졌을 때는 그 삼가고 삼가는 것으로 준비하였고, 그 감화가 계속 이어지기를 바라는 안타까운 마음으로 책을 엮어서, 그 (태교의) 도가 후세에 널리 퍼지기를 바랐으니, 이미 태어난 아들을 기르고 성장하는데 인도하는 것은 더 말할 필요가 없다. 숙인이 늘그막에 이르러서는 선생의 도학과 행실이 모두 뛰어나고 저술이 집에 가득하였으며, 선생의 동복 자매 셋도 다 단정하고 글도 하였다.

---

[42] 『담원문록』에는 동모同母의 두 글자가 없으나 의미상으로 볼 때 있는 것이 적당하다.

淑人之爲是書 固驗諸己 而徵親見之實 與虛依於理
而設其言者 異矣 胎敎之說 昉見於戴記[43] 然已略 晚
世遠西 始言優生 優生者優其生也 凡尫儜悴瘍 癲癡
瘡毒 諸惡疾 浸滛綿聯 終以癩瘰[44]族類 則明爲之防
用粹其良 其說視醫養療餌 爲玄遠 蓋以彼治其成 此
事其先 然亦止於是而已 至其養之於氤氳之初 制術猶
疎 矧[45]仁煦義菢德敎眇化 去之固邈然也

숙인의 이 책은 진실로 자기에게 실험하여 그 증험을 실제로 보았으니, 헛되이 이론에 따라 말하는 것과는 차이가 있다. 태교의 학설은 『대기』에 비로소 나타나지만 너무 간략하다. 근세 서양에서 우생학을 말하기 시작하였는데, 우생이란 그 태어남을 우수하게 하는 것이다. 대개 곱사등이·폐결핵·광증·악창 등 모든 몹쓸 병이 차츰 퍼지고 끊이지 않아서 마침내는 피부병에 걸린 족속이 될 것이니, 이를 위해 밝게 예방하고 그 우수한 것을 온전히 해야 한다. 그 학설이 의술로 다스리고 먹는 것으로 낫게 하는 것에 비하여 훨씬 뛰어

---

[43] '戴記(대기)'는 『대대례기大戴禮記』와 같은 책으로, 전한前漢 대덕戴德이 200여 편의 『예기禮記』를 85편으로 줄인 것을 말한다.
[44] 원문은 疒(역)과 蠡(려)의 합자이나 글자 제공이 되지 않아 본문에는 같은 뜻으로 쓰이는 라瘰로 대체하여 사용하였다.
[45] 『담원문록』에는 황況으로 되어 있다.

난 것이니, 진실로 후자는 병이 난 뒤에 고치는 것이고, 전자
(우생학)는 미리 손쓰기 때문이다. 그러나 역시 여기에 그칠
뿐이다. 그 (태아의) 기가 어리는 시초에 기르는 방법에 있어
서는 오히려 소홀하니, 하물며 어짊과 의로움으로 따뜻하게
품어주고 덕으로 가르치는 오묘한 감화와는 진실로 거리가
멀다.

淑人之書 首重父行母儀[46] 俾懷子之母 率由順正以御
氣血[47]而方化者象焉 觀其博究精辨 謂世多不肖 非氣
數使然 孤懷環[48]識 可謂前無古人矣 戒目見則論見物
而變 戒耳聞則論聞聲而感 其說鯢理縝栗[49] 冥會[50]幼
眇[51] 而[52]居養事爲 坐動行立 寢[53]卧飮食 皆審磽周詳

[46] 『담원문록』에는 의의로 되어 있다.
[47] 『담원문록』에는 이어기혈以御氣血의 네 글자가 없는데 문맥상으로 볼 때 석인본이 타당하다고 생각된다.
[48] 『담원문록』에는 굉활로 되어 있다.
[49] '縝栗(진율)'은 치밀하고 단단하다는 뜻이다.
[50] '冥會(명회)'는 말없는 가운데 뜻이 서로 맞음을 가리키는 말로 묵계默契와 같은 뜻이다.
[51] '幼眇(요묘)'는 유미幽微, 미묘微妙와 같은 뜻이다.
[52] 석인본에는 '而(이)'가 없지만 『담원문록』처럼 이而 자가 있는 것이 문맥상 타당하여 본문에 삽입하였다.
[53] 『담원문록』에는 침寢으로 되어 있다.

숙인의 글은 무엇보다 아버지의 행실과 어머니의 거동을 중히 여겨, 아기를 가진 어머니로 하여금 유순함과 올바름을 따르게 하여 기혈을 다스림으로써, 막 형체를 이루어 가고 있는 아기로 하여금 이러한 것들을 본받게 함이다. 그 널리 연구하고 정밀하게 분변함을 볼 때, 세상에 불초한 자가 많은 것이 운수 때문에 그런 것이 아니라 하니, 그 안타까워하는 마음과 넓은 학식은 예전에 그런 분이 없었다고 할 만하다. 눈으로 보는 것을 경계할 때는 (엄마가) 눈으로 사물을 보는 것에 따라 (태아가) 변화하는 것을 논하였고, 귀로 듣는 것을 경계할 때는 듣는 소리에 따라 감응하는 것을 논하였으니, 그 학설이 뿔의 결처럼 치밀하고 단단하며, 그윽하게 뜻이 통하고 미묘하다. 평소에 (태아를) 기르는 것과 일하는 것, 앉거나 움직이거나 가거나 서있는 것, 자거나 눕거나 마시고 먹는 것, 모두가 참으로 확실하고 두루 상세하다.

其言存心也[54] 曰延醫服藥 足以止病 不足以美子貌 汎室靜處 足以安胎 不足以良子材 子由血成而血因心動 其心不正 則子之成亦不正 姙婦之道 敬以存心 毋或

---

[54] 『담원문록』에는 지기언존심야至其言存心也로 되어있으나 의미상 차이는 없다.

有害人殺物之意 奸詐貪竊妬毁之念 不使蘗芽於胸中 然後 口無妄言 面無歉色 若斯須忘敬 已失之血矣 嗚呼 豈非所謂造之深 而體之切者耶[55]

마음을 보존함을 말함에 이르러서는 다음과 같이 말하고 있다. "의원을 불러들여 약을 쓰면 족히 병을 그치게 할 수는 있지만 자식의 용모를 아름답게 할 수는 없고, 깨끗한 방에 가만히 있으면 태를 안정시킬 수는 있지만 아기의 바탕을 좋게 할 수는 없다. 태아는 피로 말미암아 이루어지고 피는 마음으로 인하여 움직이니, 그 마음이 바르지 못하면 생겨나는 아기 또한 바르지 않다. 임부의 도는 공경스럽게 마음을 간직하여, 혹시라도 사람을 해치거나 산 것을 죽일 생각을 가져서는 안 되며, 간사하고 탐하고 도둑질하고 시기하고 훼방하려는 생각이 가슴속에 싹트지도 않게 해야, 입이 망령된 말을 않게 되고 얼굴에는 불만의 기색이 없을 것이다. 만약에 잠시라도 공경을 잊는다면 이미 피의 바름을 잃은 것이다."[56] 아! 어찌 이른바 조예가 깊고 체험함이 절실한 것이 아니겠는가?

---

[55] 『담원문록』에는 사邪로 되어 있으나 뜻과 쓰임은 '耶(야)'와 같다.
[56] 이 글은 『태교신기』 본문 제4장 5절에 있는 구절이다.

此講學之精言 足以頡頏[57]前賢 其徒以胎教垂後則 自以婦人珩璜[58]造次[59] 思不越其位故也 蓋[60]其講之至明 察之至密 古之[61]言胎敎 至是克底成典 爲數千年來[62] 所未有 衡諸遠西兼包有優生家言 而其洞本原 操心御[63]血 優生家所莫逮 苟行之廣 而群以則焉 雖俊乂[64] 比屋[65]可也 其毗輔人群豈有旣哉

이는 학문을 강론하는 정미한 말이니, 예전의 현인들과 견주기에 충분하다. (그럼에도 불구하고) 다만 태교만을 후세에 남기게 된 것은, 부인으로서 항상 몸가짐을 법도에 맞게 하

---

[57] '頡頏(힐항)'은 길항拮抗과 같은 뜻으로 힘이나 세력 따위를 서로 견주고 버티는 것이다.
[58] '珩璜(형황)'은 『시경詩經』「정풍鄭風」〈여왈명명女曰鳴鳴〉에 나오는 단어로 『모시전毛詩傳』에서 잡패雜佩로 풀이하여 형珩, 황璜, 거琚, 우瑀, 충아冲牙 같은 종류가 있다고 했다. 일반적으로 움직일 때 소리가 나므로 부인의 절도 있는 동작을 형황지절珩璜之節이라고 한다.
[59] '造次(조차)'는 『논어』「이인里仁」편 제5장 "군자는 한 끼의 밥을 먹는 동안도 인仁을 떠남이 없어야 하니, 위급한 사이에도 반드시 인仁에 있어야 하고 엎어지는 사이에도 반드시 인仁에 의거해야 한다.[君子無終食之間違仁 造次必於是 顚沛必於是]"에 나오는 말로 다급하거나 경황이 없는 때를 말한다.
[60] 『담원문록』에는 요要로 되어 있다.
[61] 『담원문록』에는 유자儒者로 되어 있다.
[62] 『담원문록』에는 래來가 없다. 의미상 있는 것이 맞다.
[63] 『담원문록』에는 어馭로 되어 있다.
[64] '俊乂(준예)'는 준걸俊傑과 재사才士를 가리킨다.
[65] '比屋(비옥)'은 가가호호家家户户를 가리킨다.

고 생각이 그 지위를 넘지 않게 하기 위함이다.[66] 그 강론함이 지극히 분명하고, 관찰함이 지극히 치밀하니, 옛날부터 태교를 말하던 것이 여기에 이르러 능히 본보기가 되는 규범을 이루게 되었으니, 수천 년 동안에 없던 것이다. 서양에 저울질해 보면 우생학자들의 학설을 아울러 포괄하고 있으며, 그 근본을 통찰하고 마음을 다잡아 피를 다스림은 우생학이 미치지 못할 것이다. 진실로 이 학설을 널리 행하게 하고 여러 사람이 본받게 한다면, 비록 집집마다 준걸과 재사만 낳겠는가? 사람들에게 유익됨이 어찌 끝이 있겠는가?

自女教中衰 昭惠后內訓[67]以外 域中閨壼[68] 以經禮[69]著述傳者 絶鮮 肅英以後樸學[70]起 而洪淵泉奭周母 徐

---

[66] 『논어』「태백泰伯」편 제14장 "그 자리에 있지 않으면 그 정사를 도모하지 않는다.[不在其位 不謀其政]"는 문구에서 의미하는 바와 같이, 태교 이외의 경사經史에 관한 책을 펴내는 것은 부인의 직분이 아니라고 겸양한 것이다.

[67] 조선 성종의 어머니 소혜왕후가 중국의 『소학小學』, 『열녀전列女傳』, 『여교女教』, 『명감明鑑』에서 여성 교육에 필요한 대목을 간추려서 만든 책이다. 한글로 된 최초의 여성 교육서로 원문인 한문에는 한글로 구결을 달고, 그것을 다시 한글로 번역하였다.

[68] '閨壼(규곤)'은 안방과 문지방 안이라는 말로 여자를 지칭한다.

[69] '經禮(경례)'는 경전으로 전할 만한 예에 관한 책을 말한다.

[70] '樸學(박학)'은 청대淸代에 일어난 실사구시實事求是를 중시하는 고증학考證學을 말한다.

氏名能文 僅傳其詩 徐楓石有榘兄[71] 有本夫人李氏 淵
博富聞 著閨閣叢書[72] 今其書存否未可知 其有書以傳
而書又関係世道 則獨淑人爲然 假使沿襲典訓 猶爲綮
重[73] 況其獨綜微言妙達天人如淑人 而是書至今不大
傳 値寰宇多故

여성 교육이 중간에 쇠해지면서 소혜왕후의 『내훈』 외에는 나라 안에 여성으로 경례를 저술하여 전해지는 것이 거의 끊어졌는데, 숙종·영조 이후 박학이 일어나 연천 홍석주[74]의 어머니 서씨가 글에 능하기로 이름났는데도 겨우 그 시만 전해지고, 풍석 서유구[75]의 형 서유본[76]의 부인 이씨[77]가 그 학

---

[71] 『담원문록』에는 풍석유구형楓石有榘兄이 행정杏亭으로 되어 있다.
[72] 빙허각 이씨의 『규합총서閨閤叢書』를 말한다. 그 내용은 주사의酒食議·봉임칙縫紝則·산가락山家樂·청낭결靑囊訣·술수략術數略 등으로 나뉘어 기록되어 있다.
[73] '綮重(기중)'은 썩 필요하고 중요하다는 뜻으로 긴중緊重과 같은 말이다.
[74] 洪奭周(홍석주, 1774-1842)는 본관이 풍산豊山이고, 자字는 성백成伯, 호號는 연천淵泉이다. 조선후기 충청도관찰사, 이조판서, 좌의정 등을 역임한 문신이다.
[75] 徐有榘(서유구, 1764-1845)는 조선후기에 이조판서, 우참찬, 대제학 등을 역임한 문신으로 본관은 대구大邱이며, 자字는 준평準平, 호號는 풍석楓石이다. 『임원경제지林園經濟志』를 비롯한 농학에 관련된 여러 저술을 남겼다.
[76] 徐有本(서유본, 1762-1822)은 조선 후기의 문인으로 자字는 혼원混原이고, 호號는 좌소산인左蘇山人이며, 본관은 대구大丘이다.
[77] 빙허각 이씨이다.

문이 깊고 넓으며 들은 것이 많아 『규각총서』를 지었건만, 지금 그 책의 존재여부를 알 수가 없다. (여성이 지은) 어떤 책이 있고 전해진다 하더라도 또한 그 책이 세상의 법도와 관계되는 것은 오직 숙인(사주당)의 책이 있을 뿐이다. 비록 경전의 가르침을 그대로 따랐더라도 오히려 긴요하고 귀중할 터인데, 하물며 독창적으로 깊은 뜻이 있는 말들을 종합하고 천리와 인사에 묘하게 도달함이 숙인과 같겠는가! 그런데도 이 책이 이제껏 널리 알려지지 않은 것은 나라에 사고가 많았기 때문이다.

人物眇然之日 撫遺篇而回皇[78] 又安能不重爲之致慨也 雖然 淑人之著 而先生之釋 其精爽彌亘久遠 決不沈湮 子孫之圖其傳 無苟於一時 而必思先世潔修之節 以期其不累 重而愼之 所以善其傳也

사람은 가고 없어 아득한 날에 남겨진 책을 어루만지며 마음이 어지러우니, 또 어찌 거듭 개탄하지 않겠는가! 비록 그렇긴 하지만 숙인이 지었고 선생(서파자)이 풀이하였으니, 그 정신은 오래 가고 결코 인멸되지는 않을 것이다. 자손이

---

[78] '回皇(회황)'은 방황하여 안정하지 못함을 나타내는 말로 회황徊徨과 같은 말이다.

이것을 전하고자 도모한 것은 구차하게 일시적인 것이 아니며, 반드시 선대에서 깨끗이 닦은 절조를 생각하여 누가 되지 않기를 기약하고 거듭해서 신중히 하여 잘 전하려고 한 까닭이다.

淑人生 英祖己未[79] 卒于 純祖辛巳 書之成在 正祖季年 又一年 而音義就 先生自稱子男儆 實先生初名 而書末附[80]以正音讀解 詞語高古有法 慮出自淑人 茲[81]又承學者 所宜葆貴也 近永志刊先生全書 首事是書 寅普爲序其略如此云

숙인은 영조 기미년(1739)에 태어나서 순조 신사년(1821)에 돌아가셨다. 책이 이루어진 것은 정조 말년(1800)이며, 한 해 뒤(1801)에 음의가 이루어졌다. 선생이 스스로 아들 경이라 자칭하였으니, 경은 실로 선생의 초명이다. 책 뒤에 한글로 독해를 붙였는데 그 말씨가 품위와 예스러움과 법도가 있으며 생각은 숙인에게로부터 나온 것이다. 이것은 또한 배움을 잇는 자들이 마땅히 보존하고 귀하게 여겨야 할 것이다.

---

[79] 『담원문록』에는 을미乙未로 되어 있으나 '己未(기미)'년이 맞다.
[80] 『담원문록』에는 부拊로 되어 있다.
[81] 『담원문록』에는 차此로 되어 있다.

근영씨가 선생의 모든 책을 간행하려고 생각했는데 이 책을 먼저 시작해서 내(인보)가 서문을 쓰니 그 대략이 이와 같다.

| 丙子十二月 後學 鄭寅普 謹書

병자년(1936) 12월에 후학 정인보가 삼가 쓰다.

사주당이씨부인 묘지명[82]병서
師朱堂李氏夫人 墓誌銘 幷序

師朱堂[83]李氏 全州人 故木川縣監 柳公諱漢奎之配 春秋八十三 今上[84]廿載太歲[85]辛巳[86]九月己巳[87]二十二日 終漢南之西陂寓廬[88] 遺令以先妣手簡一軸 木川公性

---

[82] '墓誌銘(묘지명)'은 대개 정방형의 두 돌에 나누어 새긴 뒤 포개어 묘광墓壙에 묻었는데, 아랫돌에는 지誌와 명銘을 새기고 윗돌에는 표제를 새겼다. 장지葬誌, 매명埋銘, 광지壙誌, 광명壙銘이라고도 한다. 묘지명은 대개 죽은 이의 성씨·본관·일생 등을 산문으로 나타낸 지誌와, 앞에 산문으로 지은 내용을 운문으로 개괄한 명銘의 두 부분으로 이루어진다.(출처: 조선왕조실록사전)

[83] 『석천유고石泉遺稿』에는 희현당希賢堂으로 되어 있다.

[84] '今上(금상)'은 『석천유고』에는 있지만 석인본에는 보이지 않는다. 본 묘지명은 석인본을 위주로 하고 있으나, 글의 의미를 명확히 하기 위해 필요하므로 본문에 넣었다.

[85] '太歲(태세)'는 그 해의 간지干支를 말한다.

[86] '辛巳(신사)'는 1821년으로 순조21년에 해당한다. 따라서 앞글 순조20년은 21년의 착오인 것 같다.

[87] 『석천유고』에는 경오庚午로 표기되어 있으나 잘못된 표기로 보인다.

[88] '寓廬(우려)'는 우소寓所, 거실居室과 같은 말이다.

理答問一軸 自寫擊蒙要訣一通 藏諸綠中[89] 粤三月丁
卯[90] 葬龍仁之觀靑洞鎧峯下 遷木川公柩合窆 子儆後
改名僖 旣穎[91] 追撰遺徽[92]以來 請銘曰 夫人之姓 系出
太支敬寧君裶[93]十一代孫 考昌植 祖咸溥 皆未顯 妣晋
州姜氏 佐郎德彦女 英廟己未十二月 五日 酉時 生夫人
于淸州西面 池洞 村第

사주당 이씨는 전주 사람으로 돌아가신 목천 현감 유한규
의 부인이다. 춘추 83세로, 지금의 임금이신 순조 20년 신사
년 9월 기사일 22일에 한양 남쪽 서쪽 언덕에 있는 집에서

---

[89] 석인본에는 녹중록中으로 되어 있으나 '각중綠中'으로 표기하는 것이 옳다. 따라서 본문에 '각중綠中'으로 표기하였다. 각중綠中의 '록綠'자는 '관의 모서리'라는 의미로 쓰이고 있는데 이때에는 '각角'으로 발음된다. 정현鄭玄은 『예기주소례기註禮疏』의 주註에서 "록綠은 각角으로 되어야 한다. 소리가 비슷해서 잘못된 것이다."라고 하여 오자로 처리하였고, 진호陳澔는 『예기집설대전禮記集說大全』의 주註에서 "록綠은 각角으로 읽어야 하니, 네 모서리 부분이다."라고 하여 오자로 보지 않고 발음을 '각'으로 읽어야 한다고 하였다.
[90] 『석천유고』에는 경인庚寅으로 표기되어 있다.
[91] '旣穎(기경)'은 삼년상을 마쳤다는 뜻이다. 경穎은 경질穎絰을 가리킨다. 상례喪禮에 졸곡卒哭을 지내고 나서 마질麻絰을 갈질葛絰로 바꾸었는데, 이때 칡이 나지 않는 고장에서는 갈질을 대신하여 모시와 비슷한 식물인 경穎을 그 대용으로 사용하였다. 『예기禮記』「잡기雜記」에 "三年之喪 旣穎 練祥皆行[삼년상이 겹쳤을 경우 (졸곡卒哭 후에 마질麻絰을) 이미 경질穎絰로 바꾸었으면 연제練祭와 상제祥祭를 모두 거행한다.]"라는 문장이 보인다.
[92] '遺徽(유휘)'는 죽은 사람이 남겨 놓은 훌륭한 업적을 말한다.
[93] 경녕군敬寧君의 이름은 비裶이고 시호는 제간齊簡이며, 어머니는 효빈孝嬪 김씨金氏이다. 조선 태종의 서장자庶長子로 전주 이씨 경녕군파의 파조派祖이다.

돌아가셨다. 유언으로 돌아가신 어머니(사주당 이씨의 모친)의 편지 한 두루마리와 목천공의 성리답문 한 축과 자신이 필사하신 격몽요결 한 통을 관 속에 넣어줄 것을 부탁하였다. 다음 해 3월 정묘일에 용인 관청동 당봉 아래로 옮겨 목천공의 관과 합장하였다. 아들 경이 후에 희로 개명하였다 삼년상을 마치고 남겨놓으신 훌륭한 기록물을 편찬하기 위하여, (나에게) 와서 묘지명을 청하였다. 부인의 성은 (태종 임금의) 큰 지파인 경녕군 비의 11대 손으로 이어 나와서, 아버지는 창식이고 조부는 함보로 모두 현달하지는 못하였다. 모친은 진주 강씨 좌랑 덕언의 딸이며, 영조 기미년[94] 12월 5일 유시에 부인을 청주 서면 지동의 시골집에서 낳으셨다.

夫人幼循整女紅[95] 既而希心古烈 乃取小學[96]家禮[97]及女四書[98] 借績燈誦習 逾年成一家語[99] 柳公序所云不減內訓[100]女範者也 繼治[101]毛詩[102] 尚書論語孟子中庸大學等

---

[94] 영조15년, 1739년이다.
[95] '女紅(여홍)'은 여공女功과 같으며, 여공지사女功之事의 준말로 피륙을 짜내기까지의 손으로 하는 모든 일을 말한다.
[96] '小學(소학)'은 주자朱子가 편집하여 만든 책으로 유학교육의 입문서이다.
[97] '家禮(가례)'는 주자朱子가 만든 책으로 내용은 통례通礼와 관冠, 혼昏, 상喪, 제祭의 다섯 부분으로 되어 있다.

書 綜理微密 辨解透晤 李宗丈夫莫之先也 在室爲父
不肉不緐 服佩古制[103] 動邊禮訓 流馥下邑[104] 聲稱彌遠
湖右[105]先輩莫不歎賞

부인은 어려서부터 여자의 베 짜는 일을 가지런하게 하였고,
그 뒤에는 옛것을 구하는 마음이 열렬하여『소학』,『가례』및
여사서를 구하여 길쌈하는 등불에 의지해 외우고 익혀서 해
가 지날수록 스스로 일가를 이루었으며, 유공(아들 경)이 서
문에서 말하기를『내훈』과『여범』에 있는 사람들보다 모자란

---

[98] '女四書(여사서)'는 청나라 초기에 왕상王相이 여자가 읽을 책이라 하여 주석을 단『여계女誡』,『내훈內訓』,『여논어女論語』,『여범첩록女範捷錄』의 네 가지 책을 말한다.

[99] '一家語(일가어)'는 일가지언一家之言과 같은 말이다. 어떤 부분의 권위자로서 체계를 갖춘 학설이나 저술을 말한다.

[100] '內訓(내훈)'은 두 종류의 책이 있다. 하나는 명明나라 인효문황후仁孝文皇后 서씨徐氏가 궁중의 여자들을 교육하기 위하여 여자의 덕성과 관련한 성현들의 말씀을 채집하여 만든 책으로 전부 20장章으로 구성되어 있다. 다른 하나는 우리나라 소혜왕후가 지은 책이다.

[101] 『석천유고』에는 치治로 표기되어 있다. 의미는 같다.

[102] '毛詩(모시)'는『시경詩經』의 별칭이다. 노국魯國의 모형毛亨과 조국趙國의 모장毛萇이 시경을 편집하고 주석했기에 쓰는 이름이다. 모형을 대모공大毛公, 모장을 소모공小毛公이라 불렀다.

[103] 『석천유고』에는 훈訓으로 표기되어 있다.

[104] '下邑(하읍)'은 상도上都(임금이 계시는 수도)에 대對하는 말로 보통 사람들이 사는 곳을 낮춘 말이다.

[105] 일반적으로 호남湖南과 호서湖西는 전라남북도와 충청남북도 지역을 가리키는데, 호우湖右라고 할 때는 충청북도 지역을 지칭한다.

것이 없다고 하였다. (부인은) 계속해서 『모시』, 『상서』, 『논어』, 『맹자』, 『중용』, 『대학』 등의 책을 익혀 이치를 모은 것이 정교하고 빈틈이 없으며, 변별하고 이해한 것이 투철하고 밝아 이씨 가문의 남자들이 (부인보다) 뛰어난 사람이 없었다. 혼인하기 전에는 아버지를 위하여 고기도 먹지 않고 비단 옷을 입지 않았으나, 옷을 입고 몸에 차는 패물은 옛날의 제도를 따랐으며, 움직일 때에는 예의 가르침을 준수하여, 그 향기가 온 고을에 흐르고, 칭송하는 소리가 더욱 멀리 퍼져서, 충청북도의 나이 들고 학식이 있는 사람들이 감탄하고 칭찬하지 않음이 없었다.

時柳公喪其偶 無意復娶 聞夫人自笄年[106] 通經史 行能殊異 喜曰是必能善事吾母 委禽[107]焉 夫人入門 尊姑年老眼昏 多激惱 承歡左右[108] 有順無違 舅黨諸人曰 新婦不知勞不知怒 然素性嚴恪 根禮博識 人不可媟

---

[106] '笄年(계년)'이란 비녀를 꽂는 나이를 말한다. 옛날에는 여자가 성년이 되는 15세를 계년笄年이라 하였다.
[107] '委禽(위금)'은 새를 맡긴다는 뜻으로 곧 장가가는 것을 의미한다. 결혼할 때 신랑이 신부 집에 기러기를 가지고 가서 초례상醮禮床 위에 올려놓기 때문이다.
[108] '左右(좌우)'는 여러 가지 뜻을 가지고 있으나 여기서는 존장尊長에 대한 경칭으로 시어머니를 가리킨다.

故諸娣閥閱¹⁰⁹世族 小姑家貴富 且皆年長以倍¹¹⁰ 特相敬重 如見大賓¹¹¹

이때에 유공(한규)이 배우자를 잃고 다시 장가들 생각이 없었는데, 이부인이 성년이 된 이래 경전과 역사에 능통하고 행실이 아주 남다르다는 것을 듣고서, 기뻐하여 말하기를 "이 사람은 반드시 우리 어머님을 잘 섬길 수 있을 것이다."라고 하고 이씨를 부인으로 맞이하였다. 부인이 유씨 집안에 들어왔는데 시어머니가 연로하시고 눈이 어두워서 자주 심하게 화를 내거나 괴롭게 하였지만, 어르신을 기쁘게 받들어 모시고 유순하여 어김이 없었다. 시댁의 여러 사람이 말하기를 "신부가 힘든 줄도 모르고 성낼 줄도 모른다."고 하였다. 그러나 본성이 엄격하고 삼가하며, 예에 근본해서 아는 것이 많으니 사람들이 버릇없이 대하지 못했다. 그러므로 행세하는 가문의 여러 손아래 동서들과 부귀한 집안의 미혼 젊은

---

109 '閥閱(벌열)'은 나라에 공로功勞가 많고 벼슬 경력經歷이 많은 집안을 가리킨다.
110 『예기禮記』「곡례상曲禮上」에 "年長以倍則父事之 十年以長則兄事之 五年以長則肩隨之[나이가 배 이상이 많으면 아버지처럼 섬기고, 열 살 이상이 많으면 형처럼 섬기고, 다섯 살 이상이 많으면 어깨를 나란히 하고 걷되 조금 뒤처져서 따른다.]"는 글이 있다.
111 『논어』「안연顔淵」편 제2장에 "出門如見大賓 使民如承大祭[문을 나가서 사람들을 대할 때에는 큰 손님을 만나듯이 하고, 백성을 부릴 때에는 큰 제사를 받들듯이 한다.]"는 구절이 있다.

여자들이 모두 어머니처럼 대하였고, 특별히 서로 존경하고 소중히 하기를 마치 큰 손님 보듯이 하였다.

柳公以伉儷之重 兼道義之交 談討奧秘[112] 吟咏性情[113] 胥爲知己 平生言議 體[114]憲考亭[115] 以爲氣質不離本然之性[116] 人心不在道心之外 援據的確 恨古之胎敎不行於今 本經傳參歧黃[117] 旁搜奇逸 著書三篇 是爲胎敎新記 樹聖善[118]之寶坊[119] 啓[120]未來之華胄[121] 善世開

---

112 『석천유고』에는 비祕로 되어 있는데, 비祕와 비秘는 같은 글자이다.

113 성정性情을 읊조렸다는 말은 시를 읊는다는 뜻이다. 남송南宋시대 엄우嚴羽의 『창랑시화滄浪詩話』 시변詩辨에 "詩者 吟詠性情也.[시라는 것은 성정을 읊조리는 것이다.]"라는 글이 있다.

114 신작申綽의 『석천유고石泉遺稿』 권삼卷三, 잡저雜著의 〈유목천부인이씨묘지명柳木川夫人李氏墓誌銘〉에는 '헌고정憲考亭' 앞에 '체體' 자字가 없고 '인심부재도심지외人心不在道心之外' 앞에 '체體' 자字가 있으나 이것은 문맥상으로 보아 오기誤記인 것 같다. 이것을 석인본에서 바로 잡아 표기하였다.

115 '고정考亭(고정)'은 주자의 여러 호(자양紫陽, 회암晦菴, 회옹晦翁, 운곡雲谷, 창주滄州, 둔옹遯翁) 가운데 하나이다.

116 '本然之性(본연지성)'은 인간이 선천적으로 타고난 본래의 성품으로 보편적인 본성을 가리키는 말이다. 성리학性理學에서는 우주자연과 만물의 존재와 현상을 리理와 기氣로 설명하는데, 인간의 본성에 있어서도 이기理氣를 합해서 말할 때는 기질지성氣質之性이라 하고, 리理만을 가리켜서는 본연지성本然之性이라 한다. 이를 천명지성天命之性이라고도 한다.

117 '歧黃(기황)'은 의술醫術의 시조로 추앙되는 기백岐伯과 황제黃帝를 합한 단어로 주로 의학을 말한다. '歧(기)'는 기岐와 같은 글자로 『석천유고』는 기岐로 표기되어 있다.

物¹²²之心 達乎卷面

유공(한규)이 배우자에 대한 존중과 도의를 함께하는 사귐으로써 학문의 깊은 뜻을 토론하고 시를 읊었다. 서로를 지기로 삼아 평생 말하고 의논하였으며, 주자를 본받아 기질지성은 본연의 맑은 본성을 떠나있지 않으며, 인심은 도심¹²³ 밖에 있지 않다고 여겼으니, 근거로 삼은 것들이 정확하였다. 옛날의 태교가 지금에 실행되지 않음을 안타깝게 여겨 경전을 근본으로 하고 의학서를 참고하였으며, 두루 특이한 일화를 수집하여 세편의 책을 저술하였는데, 이것이 『태교신기』가 되었다. 훌륭한 덕을 가진 어머니의 보배와 같은 몸을 세우고, 후세의 훌륭한 자손을 인도하여, 세상을 좋게 하고 인

---

118 '聖善(성선)'은 어머니의 덕성을 높여서 부르는 말이다.
119 '寶坊(보방)'은 부처를 모신 사찰의 미칭이나, 여기에서는 어머니의 몸을 가리킨다.
120 '啓(계)'는 啓와 같은 글자이며, 『석천유고』에는 啓로 표기되어 있다.
121 '華胄(화주)'는 원래 왕족王族이나 귀족貴族의 자손子孫을 가리키는 말이나, 여기서는 귀한 후손을 말한다.
122 '開物(개물)'은 개물성무開物成務의 준말로 『주역周易』 「계사전繫辭傳」에 나온다. 모든 존재를 일깨워 하는 일을 이룬다는 뜻이다.
123 인심人心과 도심道心은 『서경書經』 「우서虞書」 〈대우모大禹謨〉 ("人心惟危 道心惟微 惟精惟一 允執厥中")에 나오는 말로 인심人心은 형기形氣의 사사로움에서 나오는 마음이고, 도심道心은 의리義理의 공명정대함에서 발휘되는 마음이다.

간을 깨우치고자 하는 마음이 책에 이르렀다.

窮居陋巷 朝夕之不暇謀 而怨欲不行於己 固辭割俸之
餽 痛絶懷橘[124]之養 鮮潔自修 孚於遠邇[125] 來往商婆
不貳其價曰 媽媽[126]豈欺我哉 別貯贏[127]資 歲計而餘 贖
還山下祭田 封修遠墓崩頹 預具後日祀用

궁벽하고 누추한 마을에 거처하며 조석(아침과 저녁밥)을 도모할 겨를도 없지만, 원망하는 마음과 욕심이 자기에게 일어나지 않도록 하였다. 녹봉을 떼어서 부양하는 것을 굳게 사양하고 귤을 품에 안고 가져다주는 봉양을 철저하게 끊었다.[128] 자신을 깨끗하게 수양하고 원근의 사람들에게 믿음이 있어서, (심지어) 내왕하는 장사치 할머니도 그 물건 값을 둘

---

[124] '懷橘(회귤)'은 삼국시대 오吳나라 사람 육적陸績이 여섯 살에 아버지와 함께 원술袁術에게 초대받아서 귤을 대접받았을 때 귤이 매우 달고 맛있어서 세 개의 귤을 모친을 위해 몰래 가슴에 숨겼다가 돌아가려고 일어서다 땅에 귤을 떨어트려 들켰다는 고사古事에서 나온 말이다.
[125] 『석천유고』에는 이원邇遠으로 되어있으나 뜻은 동일하다.
[126] 『석천유고』에는 마마媽媽로 되어있고, 석인본에는 마내媽內로 되어있으나 마마媽媽가 옳은 듯하다. 따라서 본문에는 '媽媽(마마)'로 표기하였다.
[127] 『석천유고』에는 영贏, 석인본에는 영贏으로 되어 있다. 의미상 석인본의 영贏이 맞다.
[128] 녹봉의 일부를 떼고 귤을 품는 것과 같은 부양을 사양하고 끊었다는 것은, 본인의 형편이 어렵지만 자식들에게 구차하게 도움을 받지 않았다는 뜻이다.

로 하지 않고[129] 말하기를 "아씨께 어찌 나를 속이겠습니까?"라고 하였다. 남는 자금은 따로 모으고 연말에 결산해서 남는 것이 있으면, 산 아래에 제사지내기 위한 밭을 다시 사고, 멀리 떨어져 있는 묘소의 무너진 곳을 북돋우고 보수하였으며, 후일의 제사 비용으로 미리 준비하였다.

凡百幹擧 多力所不逮 昔爲親家經紀[130]立後 比晩年嗣又絶 族人遽瘞三世廟主[131] 夫人痛絶于心曰 餘生未亡 忍見親廟之毁 是亦喪之類也 爲之服素[132]週 大耋[133]以后 仍抱貞疾[134] 而坐臥寄怡 不出墳典[135]

무릇 모든 일을 낱낱이 열거하는 것은 힘이 많이 들어서 미칠 수가 없다. 일찍이 친가를 위해 소식을 전해주는 사람을

---

[129] 물건 값을 둘로 한다는 말은 값을 속인다는 말이다.
[130] '經紀(경기)'에는 ①정치의 제도와 기강紀綱. 경륜經綸하여 처리處理함, ②법도法道·준칙準則·강상綱常, ③중개인仲介人 등의 여러 가지 뜻이 있으나 여기에서는 '소식을 전하는 사람'으로 보는 것이 마땅하다.
[131] '三世廟主(삼세묘주)'는 증조, 조, 부의 신주神主를 가리킨다.
[132] '素(소)'는 기중忌中에 고기나 생선 따위의 비린 음식을 먹지 않는 일을 말한다.
[133] '大耋(대질)'은 주로 80세를 가리키는 말이다.
[134] 주로 고질병으로 난치병을 말한다.
[135] '墳典(분전)'은 삼황三皇의 글인 삼분三墳과 오제五帝의 글인 오전五典을 가리킨 것으로 옛 경전을 말한다.

두었는데, (부인이) 노년에 이르러 (친가의) 후손이 끊어져 친족 사람들이 급히 삼대의 신주를 땅에 묻는 일이 있었고, 부인이 마음에 심히 절통하여 "여생에 남편 죽고 홀로된 몸으로 친가의 종묘가 무너지는 것을 차마 보았으니, 이것(삼 대의 신주를 땅에 묻는 일)도 또한 상의 일종이다."하시고 상복을 입고 일 년 간 고기를 드시지 않았다. 80세 이후에는 계속해서 고질병으로 인하여 앉거나 누워서 편히 기대어 계셨지만 옛날의 경전을 놓지 않으셨다.

李都正[136]昌顯 姜洗馬[137]必孝 嘗紹人轉達 質厥文疑 李上舍[138]勉訥 李山林[139]亮淵 升堂而拜 自幸親炙 其爲有識所重如此 始夫人晝哭[140] 牽率弱[141]子女 寄寓龍仁 生人所須[142] 求輒無有 然諸子女不以饑[143]困廢業 終能嫁娶成立於義訓之中

---

[136] '都正(도정)'은 조선시대 종친부宗親府·돈령부敦寧府·훈련원訓練院의 정삼품正三品 벼슬이다.

[137] '洗馬(세마)'는 조선시대 세자익위사世子翊衛司에 속하는 정구품正九品 벼슬이다.

[138] '上舍(상사)'는 생원生員 또는 진사進士를 말한다.

[139] '山林(산림)'은 처사處士 또는 은사隱士를 지칭하는 말이다. 『석천유고』에는 처사處士로 되어 있다.

도정 이창현과 세마 강필효는 이전부터 심부름꾼을 두고 글 중에 의문사항을 여쭤보았고, 상사 이면눌과 산림 이량연은 집에 와서 스승으로 모시고 스스로 친히 가르침을 받는 것을 다행으로 여겼으니, 그 유식한 사람들이 중히 여김이 이와 같았다. 남편이 죽은 뒤에 비로소 어린 자녀들을 이끌고 용인에 몸을 붙이고 살았으나 산 사람이 필요한 것을 구함에 늘 있는 것이 없었다. 그러나 여러 자식들이 굶주림과 빈곤함으로 학업을 폐하지 않았고, 올바른 가르침 가운데에서 마침내 가정을 이룰 수 있었다.

徹旣聰明博考 多羽翼經史之功 女長適秉節郎[144]李守

---

[140] '晝哭(주곡)'은 낮에 곡한다는 것으로 남편의 죽음을 의미한다. 『예기禮記』 「단궁하檀弓下」에 "穆伯之喪 敬姜晝哭 文伯之喪 晝夜哭 孔子曰知禮矣[목백의 상에 경강이 낮에 곡하고 문백의 상에 밤낮으로 곡하니, 공자가 말씀하시길 예를 안다고 하셨다.]"라는 글이 있고 『공자가어孔子家語』에는 이 부분에 대해 "哭夫晝哭 哭子晝夜哭 哭夫與子各有別也[남편을 위해서는 낮에 곡하고 자식을 위해서는 밤낮으로 곡한다. 남편과 자식에 대한 곡에 있어서 각기 차별이 있다.]"라는 보충 설명글이 있다.

[141] 『석천유고』에는 '약弱' 자字가 없다.

[142] 『석천유고』에는 '수須' 자字가 있고 석인본에는 없으나, 글자의 운으로 보아 '수須' 자字가 있는 것이 맞다고 판단하여 표기하였다. 그러나 '수須' 자字의 유무有無가 의미상 차이를 갖는 것은 아니다.

[143] '饑(기)'는 기飢와 같은 글자이며, 『석천유고』에는 기飢로 되어 있다.

[144] 병절랑秉節郎은 한국학중앙연구원에서 제공하는 조선의 관직명에는 나타나지 않으나, 비슷한 병절교위秉節校尉(무관武官의 종육품從六品)는 있다.

默 次進士李在寧 次朴胤燮 並著婦德 東海母儀 知有自焉 木川公系歷 前夫人所生 在右壙之誌

경(유희)은 이미 총명하고 사고력이 넓었으며 경전과 역사의 공부에 많은 보탬이 있었고, 장녀는 병절랑 이수묵에게 시집갔으며, 차녀는 진사 이재녕에게, 막내딸은 박윤섭에게 시집갔다. 모두 부덕이 뛰어나 우리나라 어머니의 모범이 되었으니, 앎이 (모친에게서) 말미암은 것이다. 목천공 유한규의 혈통과 전부인 소생은 오른쪽 무덤의 묘지에 있다.

銘[145]曰 懿夫人古女士 括儒圃恢道揆 垂物軌激芬蒻 歛華采超氛滓 延津合[146]光炁[147]紫 鐺之麓北[148]靈址 侔

---

[145] 조선시대의 '銘(명)'은 주로 사자四字로 된 시詩의 형식을 취하는데 여기에서는 육자六字로 지었다.
[146] 진晉나라 때 뇌환雷煥이 용천龍泉과 태아太阿라는 두 보검을 얻어 그 중 하나를 장화張華에게 주었는데, 후에 장화가 주살誅殺되자 그 칼의 소재를 알 수 없게 되었다. 뇌환이 죽은 뒤 그 아들이 칼을 가지고 연평진延平津을 지날 때 칼이 갑자기 손에서 벗어나 물에 떨어졌다. 사람을 시켜 물속을 찾게 하였더니, 두 마리 용이 서리어 있을 뿐이고 보검은 보이지 않았다고 한다. 이것을 연진검합延津劍合 또는 연진지합延津之合이라 하는데, 다시 합하게 되는 인연이나 부부가 죽은 뒤에 합장하는 것을 비유한 말이다.(출처: 한국고전종합DB, 진서晉書 장화열전張華列傳)
[147] 『석천유고』에는 기氣로 되어 있다. 기炁와 기氣는 동자同字이다.
[148] 『석천유고』에는 조兆로 되어있으나 '北(북)'의 오기誤記로 판단된다.

| 高塵[149]石以紀 承政院 右承旨 石泉 處士 申綽撰

명에 이르기를 "아름다운 부인은 옛날의 여자 선비로다! 유가의 학문을 깊게 연구하고 도리와 법도를 마음에 품었다. 사물의 규범을 후세에 전하고 향기로운 꽃을 피웠다. 화려한 풍채는 안으로 감추고 더러운 속세의 기운을 초월하였다. 부부합장의 아름다운 기운이 당산의 기슭 북쪽의 영험한 터에 빛나도다!" 좋은 돌을 가지런히 하여 명문銘文을 기록한다. 승정원 우승지 석천 처사 신작이 짓다.

---

[149] '高塵(고진)'은 높은 곳에 있어 먼지가 이르지 못한다는 뜻으로 높은 품격을 말한다.

태교신기장구대전
胎教新記章句大全

晉州柳氏婦完山李氏撰 子男儆釋音義[150]

진주유씨 부인 완산이씨가 지었고, 아들 경이 음과 뜻을 풀이 하였다.

女範曰 上古賢明之女有娠 胎敎之方必愼 女範明節婦劉氏所著 今考之諸書 其法 莫有詳焉 自意求之 蓋或可知矣 余以所嘗試於數四娠育者 錄爲一編 以示諸女 非敢擅自著述 夸耀人目 然 猶可備內則[151]之遺闕也 故名之曰 胎敎新記

---

[150] 석인본에는 晉州柳氏婦師朱堂完山李氏著 子男儆釋音義로 표기되어 있다.
[151] '內則(내칙)'은 『예기禮記』의 편명이다.

『여범』에 말하기를 옛날의 현명한 여인들은 임신을 하면 태교의 방법으로 반드시 삼갔다. 『여범』은 명나라 때 절부 유씨가 지었다. 지금 여러 책에서 그것(태교)을 살펴보았으나 그 법이 상세하지 않다. 내 생각으로 그 법을 구해보니 대략 알 수 있었다. 내가 일찍이 네 명의 자식을 임신하고 기르면서 시험해본 것들을 기록하고 한 편의 책으로 만들어 여인들에게 보였으나, 이는 감히 멋대로 저술하거나 다른 사람들의 눈에 자랑하거나 현혹하고자 한 것이 아니다. 그러니 오히려「내칙」에 빠진 것을 갖춘 것이라 할 수 있다. 그래서 이것을 『태교신기』라 이름 지었다.

제1장 자식의 기질은 부모에게서 물려받는다
제1절

人生之性 本於天 氣質 成於父母 氣質偏勝 馴至于蔽性 父母生育 其不謹諸

사람이 태어나면서 가지는 성은 하늘에 근본하고 기질은 부모에게서 이루어진다. 기질이 한 쪽으로 치우치면 본성을 가리는데 이르게 되니, 부모가 낳고 기르는 것을 삼가지 않을 수 있겠는가?

馴順習也 蔽掩使不見也 朱子曰 天命與氣質 亦相袞同[152] 纔有天命 便有氣質 若無此氣則此理如何頓放[153] 天命之性 本未嘗偏 但氣質所稟 卻[154]有偏處 蓋此氣承載此理而行 氣有傾向 理不得不隨 故氣質之性 用事旣久 遂能掩蔽本然之至善 實由於男女 未謹胎敎 使其方至之氣 方凝之質 不得中正[155]而然也 ■此節 首言

---

[152] '袞同(곤동)'은 곤동滾同과 같다.
[153] '頓放(돈방)'은 안치安置, 방치放置와 같은 뜻이다.
[154] '卻(각)'은 각却과 같다.
[155] '中正(중정)'은 주로 『주역周易』에서 사용하는 용어로써 의義와 리理에 항상 바름을 의미한다.

人生氣質之由

'순馴'은 따라서 익히는 것이다. '폐蔽'는 가리어 보이지 않게 하는 것이다. 주자가 말하기를 천명과 기질은 또한 서로 연결되어서 천명이 있으면 곧 기질이 있게 된다. 만약 이 기가 없으면 곧 이 리가 어찌 편안히 자리 잡을 수 있겠는가. 천명의 성은 본래 일찍이 한쪽으로 치우치지 않으나, 단지 기질에 부여되면 곧 치우침이 있게 된다. 대개 기가 리를 이어받아 움직이고, 기가 기울어지면 리가 따르지 않을 수 없다. 그러므로 기질의 성이 주도적으로 작용함이 오래되면 본연의 지극한 선을 가리게 된다. 실로 남녀가 태교를 삼가지 않으면 막 다다른 기와 막 엉기기 시작한 질로 하여금 중정을 얻지 못하게 된다. ■이 절은 먼저 사람의 성품과 기질의 연유를 말한 것이다.

제2절

父生之 母育之 師敎之 一也 善醫者 治於未病 善敎者 敎於未生 故師敎十年 未若母十月之育 母育十月 未若父一日之生

아버지 낳음과 어머니 기름과 스승의 가르침은 하나이다. 좋은 의사는 병이 나기 전에 치료하고, 잘 가르치는 사람은 태어나기 전에 가르친다. 그러므로 스승이 십 년 가르치는 것은 어머니가 열 달 배 안에서 기르는 것만 못하고, 어머니가 열 달 기르는 것은 아버지가 하루 낳는 것만 못하다.

生指入胞也 育指養胎也 敎誨也 斅亦敎也 十月自入胞至解產月數也 入胞之後 玅合成胎 母之十二經脈 分月遞養 始于足厥陰 終于足太陽 而手太陽手少陰則下主月水[156]上[157]爲乳汁 故不在養胎之數 餘計十箇月 乃產也 ■此節 言敎有本末 胎敎爲本 師敎爲末

'생生'은 자궁에 들어가는 것(수태)을 가리킨다. '육育'은 태를 기르는 것을 가리킨다. '교敎'는 가르치는 것이다. '효斅'도 또한 가르치는 것이다. '십월十月'은 수태한 날로부터 해산에 이르는 달의 수이다. 수태한 후 묘하게 합하여 태가 이루어지는데, 어머니의 십이경맥이 달을 나누어 서로 번갈아 기른다. 족궐음에서 시작하여 족태양에서 마치는데, 수태양과 수소음은 아래로는 월경을 주관하고 위로는 젖을 만든다. 그러므로 태를 기르는 달수에 들어가지 않으니 대략 십 개월이면 해산하는 것이다. ■이 절은 가르침에 본말이 있으니 태교가

---

[156] '月水(월수)'는 월경月經을 가리킨다.
[157] 석인본에는 지止로 되어 있는데 문맥상 '上(상)'으로 보는 것이 맞다.

본이고 스승의 가르침은 말이 됨을 말하였다.

제3절

夫告諸父母 聽諸媒氏 命諸使者 六禮備而後 爲夫婦
日以恭敬相接 無或以褻狎相加 屋宇之下 牀席之上 猶
有未出口之言焉 非內寢 不敢入處 身有疾病 不敢入寢
身有麻布[158] 不敢入寢 陰陽不調 天氣失常[159] 不敢宴息
使虛慾[160]不萌于心 邪氣不設于體 以生其子者 父之道
也 詩曰 相在爾室 尙不愧于屋漏 無曰不顯 莫予云覯
神之格思 不可度思

대개 부모에게 고하고 중매하는 사람에게 듣고 심부름하는 사람에게 명하여 육례가 갖추어진 이후에 부부가 된다. 날마다 서로 공경으로 대하고 혹시라도 가깝다고 무례하게 대해서는 안 되고, 지붕아래 침상에서도 오히려 하지 못하는 말이 있으며, 아내의 방에서 잘 때가 아니면 감히 들어가 머물

---

[158] '麻布(마포)'는 삼베옷으로 상복을 지칭한다.
[159] '陰陽不調 天氣失常(음양부조 천기실상)'은 날씨가 이상 기후를 보이거나 급변하는 경우를 말한다.
[160] 석인본에는 욕欲으로 되어 있다.

지 않으며, 몸에 질병이 있으면 감히 들어가 자지 않으며, 상을 당하여 상복을 입으면 감히 들어가 자지 않으며, 음양이 조화롭지 못하고 하늘의 기운이 상도를 잃으면 감히 편안히 쉬지 않으며, 헛된 욕심이 마음에 싹트지 않게 하고 바르지 않은 기운이 몸에 들어오지 않게 하여 자식을 낳는 것은 아버지의 도이다. 『시경』에 이르기를 "네가 방에 있음을 보아도 오히려 옥루[161]에서도 부끄러움이 없어야 할 것이다. 드러나지 않는다 하여 나를 보지 않는다고 말하지 마라. 신이 이르는 것은 헤아릴 수 없는 것이다."고 하였다.

聽聽從也 媒氏周禮 掌男女之娶嫁者 命謂送致詞命也 士昏禮[162] 納采 問名 納吉 納徵 請期 親迎 凡六禮 惟親迎 無使者 猶有未出口之言謂敬以相憚 不敢盡言心內之私也 內寢妻之適室也 麻絰布衰 謂喪服也 不調失常謂隆寒盛暑烈風雷雨之類也 宴息謂安寢也 坎水不涸則虛慾[163]不萌 离火常明則邪氣不設 如是然後 神旺精盛 生子而才且壽也 詩大雅抑之篇 相視也 屋漏室西

---

[161] '屋漏(옥루)'는 방의 서북쪽 구석으로 제일 어두운 곳이다. 주로 신주를 모시는 곳으로 사람이 자주 드나들지 않아 은밀한 곳을 말한다.
[162] '士昏禮(사혼례)'는 『의례儀禮』의 편명篇名이다.
[163] 석인본에는 욕욕欲으로 되어 있다.

北隅也 覵見也 格至 度測也 言視爾獨居之時 猶不愧于幽深之處 而後可爾 無曰此非顯明而莫有見者 當知鬼神之妙 無物不體 其至於是 有不可得而測矣 ■此節 言胎敎之道 始自男女居室之間 而其責專在於父

'청聽'은 듣고 따르는 것이다. '매씨媒氏'는 『주례』에 남녀가 장가들고 시집가는 것을 주관하는 자이다. '명命'은 알리는 말을 보내는 것을 이른다. 「사혼례」에 납채·문명·납길·납징·청기·친영의 육례가 있는데 오직 친영만이 심부름하는 자가 없다. '유미출구지언有未出口之言(오히려 하지 못하는 말이 있다는 것)'은 공경으로써 서로 어렵게 여겨 마음속의 사사로운 것을 감히 다 말하지 못하는 것을 이른다. '내침內寢'은 아내의 방이다. '마麻'는 질絰, '포布'는 최衰로 상복을 말한다. '부조不調'와 '실상失常'은 심한 추위와 심한 더위, 맹렬히 부는 바람과 천둥소리가 나며 내리는 비와 같은 종류를 말한다. '연식宴息'은 편안히 자는 것을 말한다. 몸 안의 콩팥의 기운이 마르지 않으면 헛된 욕심이 싹트지 않고 심장의 기운이 항상 밝으면 사사로운 기운이 베풀어지지 않으니, 이와 같은 후에 정신과 육체가 왕성하여 자식을 낳으면 재주 있고 오래 사는 것이다. '시詩'는 『시경』 「대아」 〈억〉의 편이다. '상相'은 보는 것이다. '옥루屋漏'는 방의 서북쪽 귀퉁이이다. '구覯'는 보는 것이다. '격格'은 이르는 것이고 '탁度'은 헤아리는 것이다. "네가 홀로 있을 때를 보아도 오히려 유심한 곳에서도 부끄러움이 없는 뒤라야 비로소 되었다고 할 뿐이다. 드러나고 밝은 곳이 아니라고 해서 보는 자가 없다고 말하지 말라."는 것은 귀신의 현묘함은 모든 사물에 갖추어지지 않음이 없으니 그 귀신이 여기에 이르름을 헤아릴 수 없다는 것을 마땅히 알아야 한다.
■이 절은 태교의 도는 남녀가 평소 기거하는 곳에서부터 시작되며 그 책임이 전적으로 아버지에게 있음을 말한 것이다.

제4절

受夫之姓 以還之夫 十月不敢有其身 非禮勿視 非禮勿聽 非禮勿言 非禮勿動 非禮勿思 使心知百體 皆由順正 以育其子者 母之道也 女傳[164]曰 婦人姙子 寢不側 坐不偏 立不蹕 不食邪味 割不正不食 席不正不坐 目不視邪色 耳不聽淫聲 夜則令瞽[165] 誦詩道正事 如此則生子 形容端正 才過人矣

---

[164] '女傳(여전)'은 서한西漢시대 유향劉向(B.C.77-A.D.6)이 지은 『열녀전列女傳』「모의母儀」〈주실삼모周室三母〉편을 말한다.
[165] 고대古代에는 주로 눈먼 사람이 악사樂師를 하였다. 춘추시대 진晉나라에 악성樂聖으로 불리는 사광師曠도 맹인盲人이었다.

남편의 성을 받아서 그것을 남편에게 돌려보내니 10개월 동안에는 감히 그 몸을 사사로이 해서는 안 된다. 예가 아니면 보지 말고, 예가 아니면 듣지 말고, 예가 아니면 말하지 말고, 예가 아니면 움직이지 말며, 예가 아니면 생각하지 말아야 하니, 마음으로 온몸을 주관하여 모두 순하고 바름을 따르게 해서 태아를 기르는 것은 어머니의 도이다. 『여전』에 말하기를 "부인이 자식을 임신하면 잠잘 때 옆으로 눕지 않으며, 한쪽으로 기울게 앉지 않으며, 설 때 한 발로 서지 않으며, 이상한 맛은 먹지 않으며, 자른 것이 바르지 않으면 먹지 않으며, 자리가 바르지 않으면 앉지 않으며, 눈으로 바르지 않는 색은 보지 않으며, 귀로 음탕한 소리는 듣지 않으며, 밤에는 악사로 하여금 시를 외우게 하고 바른 일만 말하게 한다.[166] 이와 같이 하여 자식을 낳으면 용모가 단정하고 재주가 다른 사람보다 뛰어나다."고 하였다.

古者 爲子孫爲姓 詩云振振公姓 有私有也 非禮勿視以下十六字 論語文 使心知以下九字 樂記文 女傳漢劉向所著列女傳 姙姙娠懷子也 寢寐也 側仄同 不正也 偏

---

[166] 궁궐 안의 맹인 악사樂師로 하여금 임신한 비빈妃嬪들의 침소에서 이와 같은 일을 하게 하였다.

邊同 一邊也 躃跛同 偏任也 邪味饌品之奇巧者 邪色容色之妖冶者 淫聲音樂之襍¹⁶⁷亂者 瞽樂師無目者 詩孔子所刪三百篇也 道說也 正事正人君子之事也 陳氏曰 婦人 姙子 坐立視聽言動 無不一出於正然後 生子形容端正 才能過人矣 ■此節 言胎敎之責 專在於母¹⁶⁸

옛날에 자손을 성姓이라 하였으니 『시경』에 이르기를 "공후의 자손들이 번창하다."고 하였다. '유有'는 사사로이 하는 것이다. '비례물시非禮勿視' 이하 열여섯 글자는 『논어』의 문장이며, '사심지使心知' 이하 아홉 글자는 「악기」¹⁶⁹의 문장이다. '여전'은 한나라 유향의 『열녀전』이다. '임姙'은 임신하여 자식을 품은 것이다. '침寢'은 자는 것이다. '측側'은 측仄과 같은 것이니 바르지 않은 것이다. '편偏'은 변邊과 같으니 한 쪽으로 쏠린다는 것이다. '필躃'은 파跛와 같은 것이니 비스듬하게 서는 것이다. '사미邪味'는 음식이 기이하고 교묘한 것이고, '사색邪色'은 얼굴빛을 요사하게 꾸민 것이며, '음성淫聲'은 음악이 난잡한 것이다. '고瞽'는 악사로 눈먼 자이다. '시詩'는 공자孔子가 다듬으신 것으로 삼백 편이다. '도道'는 말한다는 것

---

167 '襍(잡)'은 잡雜과 같은 뜻이다.
168 석인본에는 녀女로 되어 있다.
169 '악기'는 『예기禮記』의 편명이다.

이다. '정사正事'는 바른 군자의 일이다. 진씨가 말하기를 "부인이 자식을 임신하여, 앉고 서고 보고 듣고 말하고 움직이는 것이 어느 하나라도 바름에서 나오지 않음이 없는 연후에 자식을 낳아야 모습이 단정하고 재능이 다른 사람보다 뛰어나게 된다."라고 하였다. ■이 절은 태교의 책임이 전적으로 어머니에게 있음을 말한 것이다.

제5절

子長羈丱 擇就賢師 師敎以身 不敎以口 使之觀感而化者 師之道也 學記曰 善敎者 使人繼其志

자식이 자라 쌍상투를 하게 되면 현명한 스승을 선택하여 나아가야 한다. 스승은 몸으로 가르치고 입으로 가르쳐서는 안 되니, 제자로 하여금 보고 느껴서 변화하게 하는 것은 스승의 도이다. 「학기」에 이르기를 "잘 가르치는 자는 사람으로 하여금 그 뜻을 잇게 한다."고 하였다.

羈束髮也 丱兩角貌 春秋傳曰 羈丱成童 師敎以身 猶曰無行而不與二三子者也 不敎以口 猶曰聲色之於以化民末也 觀目觀 感心感 化身化也 學記禮記篇名 繼其志者 人樂倣傚也 ■此節 言旣長之後 責在於師

'기羈'는 머리를 묶는 것이다. '관卝'은 두 개의 뿔 모양이다. 『춘추전』에 말하기를 "기관은 성장한 아이다."라고 하였다. '사교이신師教以身'은 '어떤 것을 행함에도 너희들과 함께하지 않음이 없다'[170]고 말한 것과 같다. '불교이구不教以口'는 말과 얼굴빛이 백성을 교화하는데 있어서 부차적인 것임[171]을 말한 것과 같다. '관觀'은 눈으로 보는 것이고, '감感'은 마음이 느끼는 것이며, '화化'는 몸이 변하는 것이다. '학기學記'는 『예기』의 편명이다. '계기지繼其志'는 사람이 모방하고 본받는 것을 좋아한다는 것이다. ■이 절은 이미 자란 후에는 책임이 스승에게 있음을 말한 것이다.

제6절

是故 氣血凝滯 知覺不粹 父之過也 形質寢陋 才能不給 母之過也 夫然後 責之師 師之不教 非師之過也

---

[170] 『논어』「술이述而」편 제23장: 子曰 二三子 以我爲隱乎 吾無隱乎爾 吾無行而不與二三子者 是丘也[공자께서 말씀하셨다. "너희들은 내가 숨기는 게 있다고 여기는가? 나는 너희들에게 숨기는 것이 없다. 무엇을 하든 너희들에게 보여주지 않음이 없는 사람이 바로 나이다."].

[171] 『중용中庸』 제33장: 詩云 予懷明德 不大聲以色 子曰 聲色之於以化民末也 [『시경詩經』「대아大雅」〈황의皇矣〉에, "나는 밝은 덕德이 음성과 얼굴빛을 대단찮게 여김을 생각한다." 하였는데, 공자께서 말씀하기를 "음성과 얼굴빛은 백성을 교화시키는 데 있어 지엽적인 것이다." 하였다.]

이런 까닭에 기혈이 엉키고 막혀서 지각이 순수하지 않은 것은 아버지의 허물이고, 형질이 못생기고 볼품없으며 재능이 갖추어지지 않은 것은 어머니의 허물이다. 대개 그러한 연후에 책임이 스승에게 있는데, 스승이 가르치지 못하는 것은 스승의 허물이 아니다.

粹精純也 寢醜 陋劣也 能耐同 材[172]力也 給之爲言足也 ■此節 結上三節之意 而言子有才知然後 專責之師

'수粹'는 우수하고 좋다는 것이다. '침寢'은 용모가 추한 것이고, '누陋'는 남보다 떨어지는 것이다. '능能'은 내耐와 같은 것으로 재능과 능력이다. '급給'이라는 말은 충족하다는 것이다. ■이 절은 위 세 절의 뜻을 모아 자식이 재능과 머리가 있은 연후에 오로지 책임이 스승에게 있음을 말한 것이다.

右第一章 只言敎字 ■此章 言氣質之病 由於父母 以明胎敎之理

오른쪽[173]의 제1장은 단지 '교敎'자字 만을 말한 것이다.

---

[172] 석인본에는 재才로 표기되어 있다.
[173] 고서古書는 오른쪽에서부터 위에서 아래로 써내려가는 형식이므로 오른쪽이라 하였다. 오늘날로 한다면 '위'라고 말한 것과 같다.

■이 장은 기질의 병통이 부모에게서 말미암음을 말하여 태교의 이치를 밝혔다.

제2장 성품의 근본인 태胎는 처음 가르침에 영향을 받는다
제1절

> 夫木胎乎秋 雖蕃廡[174] 猶有挺直之性 金胎乎春 雖劲利 猶有流合之性 胎也者 性之本也 一成其形 而敎之者末也

나무는 가을에 배태되므로 비록 우거지고 무성해도 오히려 곧게 뻗어가는 성품이 있고, 쇠는 봄에 배태되므로 비록 굳세고 날카롭지만 오히려 흘러 합해지는 성품이 있다. 태라는 것은 성품의 근본이니 한번 그 형태를 이루고 나면 가르치는 것은 말단이 된다.

> 陰陽家[175] 木胎於酉 生於亥 旺於卯 絶於申 金胎於卯 生於巳 旺於酉 絶於寅 挺上抽也 性指氣質之性 木是柔物而猶能挺直者 禀乎秋也 金是剛物而猶能流合者 禀乎春也 性之得於胎敎者如此 一成其形 謂木芽金礦及人之産也 ■此節 言物之性 由於胎時之養

음양가들은 "나무는 유월(음력 8월)에 배태되고 해월(음력

---

174 '廡(무)'는 무蕪와 통용된다.
175 음양오행설을 추종하는 사람들을 지칭한다.

10월)에 싹이 트고 묘월(음력 2월)에 왕성하며 신월(음력 7월)에 자라는 것이 다한다고 하였고, 쇠는 묘월(음력 2월)에 배태되고 사월(음력 4월)에 자라고 유월(음력 8월)에 왕성하고 인월(음력 1월)에 다한다."고 하였다. '정挺'은 위로 밀고 나가는 것이다. '성性'은 기질지성氣質之性을 가리킨다. 나무는 부드러운 물건이지만 위로 싹터서 곧게 자라는 것은 가을에 품부 받았기 때문이다. 쇠는 강한 물건이지만 흘러 합쳐지는 것은 봄에 품부 받았기 때문이다. 성을 얻음이 태교에 있다는 것은 이와 같은 것이다. '일성기형一成其形'은 나무의 싹이나, 쇠의 광상鑛床[176]이나, 사람 등이 생겨나는 것을 이르는 것이다. ■이 절은 사물의 본성은 배태할 때의 기름에 영향을 받는다는 것을 말한 것이다.

제2절

胎於南方 其口閎 南方之人 寬而好仁 胎於北方 其鼻魁 北方之人 倔强而好義 氣質之德也 感而得乎十月之養 故君子 必愼之爲胎

---

[176] '鑛床(광상)'은 유용한 광물이 땅속에 많이 묻혀 있는 부분을 말하며, 이루어진 원인에 따라 화성 광상, 퇴적 광상, 변성 광상 따위로 나눈다.

남방에서 아이를 가지면 그 입이 넓다. 남방의 사람은 너그럽고 인을 좋아한다. 북방에서 아이를 가지면 코가 높다. 북방의 사람은 굳세고 의를 좋아한다. (이것은) 기질의 덕 때문이다. 감화하여 열 달을 기르는 데에서 얻기 때문에, 군자는 반드시 태를 기르는 것을 삼가야 한다.

閎深大也 魁高擧也 南方水深 故口閎 北方山高 故鼻魁 孔子曰 寬柔以敎 不報無道 南方之强也 袵金革 死而不避 北方之强也 德性之効也 ■此節 略擧以見人之性 由於胎時之養

'굉閎'은 깊고 큰 것이다. '괴魁'는 높게 들린 것이다. 남방은 물이 깊기 때문에 입이 크고 북방은 산이 높기 때문에 코가 높은 것이다. 공자께서 말씀하시기를 "너그럽고 부드럽게 가르치고 무도함에 보복하지 않는 것은 남방의 강함이고, 병기와 갑옷을 깔고 누워 죽어도 피하지 않는 것은 북방의 강함이다."[177] 라고 하셨다. '덕德'은 성이 드러난 것이다. ■이 절은 간략히 들어 사람의 성품은 수태할 때의 기름에서 연유함을 보여준 것이다.

---

[177] 『중용中庸』 제10장의 내용으로 원문에는 사이불피死而不避가 사이불염死而不厭[죽어도 싫어하지 않음]으로 되어 있다.

right第二章 只言胎字 ■此章 引譬以見胎敎之效

오른편의 제2장은 단지 '태胎'자字를 말하였다. ■이 장은 비유를 들어 태교의 효과를 드러내었다.

제3장 부모 된 사람은 반드시 태교胎敎해야 한다
제1절

古者聖王 有胎敎之法 懷之三月 出居別宮 目不衺[178]視
耳不妄聽 音聲滋味 以禮節之 非愛也 欲其敎之豫也
生子而不肖其祖 比之不孝 故君子欲其敎之豫也 詩曰
孝子不匱 永錫爾類

옛날의 성왕은 태교의 법이 있었는데, 임신한 지 삼 개월이면 별궁에 나가 눈으로 흘겨보지 않고 귀로 망령된 것을 듣지 않았다. 음악소리와 맛있는 음식은 예로써 절제하였으니, 아껴서가 아니라 가르치기를 미리 하고자 한 것이다. 자식을 낳아 그 할아버지를 닮지 못하면 불효라 하였으니, 그러므로 군자는 가르치기를 미리 하고자 한 것이다. 『시경』에 말하기를 "효자가 끊이지 않으니 길이 너와 같은 효자를 주신다."라고 하였다.

古者聖王以下三十三字 顔氏家訓[179]文 懷之三月始知胎

---

[178] '衺(사)'는 사邪와 같다.
[179] 『안씨가훈顔氏家訓』은 중국 육조시대六朝時代 학자 안지추顔之推(A.D.531-591)의 저서이다. 자字는 개介이고 지금의 산동성山東省 사람으로 남양南梁에

也 出居別宮欲寧靜也 目不衰視正容貌也 耳不妄聽絶
褻語也 音聲滋味以禮節之 卽所謂比三月 若王后所求
聲音 非禮樂 則太師撫樂 而稱不習 所求滋味 非正味
則太宰荷升[180]不敢煎調 而曰不敢者也 愛憐惜也 豫先
事也 肖似也 子不肖祖 比之無後 故其父自爲不孝也
詩大雅旣醉之篇 匱竭 錫賜也 言孝子之種不竭 長賜
以汝之類也 ■此節 言古人有胎敎 而其子賢

'고자성왕古者聖王' 이하 서른세 글자는 『안씨가훈』의 문장이다. '회지삼월懷之三月'은 비로소 배태되었음을 아는 때이다. '출거별궁出居別宮'은 편안하고 조용히 지내고자 한 것이다. '목불사시目不衰視'는 용모를 바르게 하는 것이다. '이불망청耳不妄聽'은 어수선한 말들을 듣지 않는 것이다. '음성자미이례절지音聲滋味以禮節之'는 즉 이른바 삼 개월이 가까워지면 만약 왕후가 듣고자 하는 음악이 예악이 아니면 태사가 악기를 어루만지며 아직 익히지 못했다고 말하며, 먹고자 하는 음식이 바른 맛이 아니면 태재가 소반을 들고 조리하지 않

서 수조隋朝에 이르기까지 관원官員이었다. 『안씨가훈』은 그가 자손에게 준 훈계訓戒로써 당시의 학술·교양·사상·문학·사회생활부터 언어·잡예雜藝까지의 사상사상을 구체적으로 서술하고 있다.

[180] '升(승)'은 두斗와 같은 것으로 요리 기구의 일종이다.

으면서 감히 하지 못한다고 말하는 것이다.[181] '애愛'는 어여삐 여겨 아끼는 것이다. '예豫'는 미리 일하는 것이다. '초肖'는 닮은 것이다. 손자가 할아버지를 닮지 않으면 후손이 없는 것과 같게 여기기 때문에 그 아버지가 스스로 불효라고 하는 것이다. '시詩'는 「대아」〈기취〉편이다. '궤匱'는 다한다는 것이고 '석錫'은 준다는 것이다. 말하자면 효자의 씨가 없어지지 않고 오래도록 너와 같은 무리들을 준다는 것이다. ■이 절은 옛사람들이 태교를 하여 그 자식들이 현명하였음을 말한 것이다.

제2절

| 今之姙者 必食恠味 以悅口 必處涼室 以泰體 閒居無

---

[181] 이 내용은 『신서新書』와 『대대례기大戴禮記』에 실려 있다.
　『신서新書』: 比三月者 王后所求聲音非禮樂 則太師撫樂而稱不習 所求滋味者非正味 則太宰荷斗而不敢煎調 而曰不敢以侍王太子[(곁방에 머무는) 석 달 동안 왕후가 듣기 원하는 음악이 예악에 맞지 않으면 태사는 악기를 만지작거리며, "익히지 않았습니다."라고 아뢴다. 왕후가 먹고 싶어 하는 음식이 올바른 맛이 아니면 태재는 소반을 받쳐 들고서 조리하지 않으면서, "감히 (이런 음식으로 장차 태어나실) 태자를 모실 수 없습니다."라고 말을 한다.]
　『대대례기大戴禮記』: 比及三月者 王后所求聲音非禮樂 則太師縕瑟而稱不習 所求滋味者非正味 則太宰倚斗而言曰不敢以待王太子[석 달 때쯤 왕후가 구하는 바의 성음이 예악이 아니면 태사는 슬瑟을 감추고 "익히지 않았습니다."라고 말한다. 구하는 좋은 음식이 정미正味가 아니면 태재가 두斗에 의지하여 말하기를 "감히 그것으로써 태자를 기다릴 수 없습니다."라고 한다.]

樂 使人諧語而笑之 始則誑家人 終則久臥恒眠 誑家人 不得盡其養 久臥恒眠 榮衛停息 其攝之也 悖 待之也慢 惟然故 滋其病而難其産 不肖其子而墜其家 然後 歸怨於命也

지금의 임신한 사람들은 반드시 기이한 맛이 있는 것을 먹어 입을 즐겁게 하고, 반드시 서늘한 방에 거처하여 몸을 편안하게 하며, 한가롭게 있다가 즐겁지 않으면 사람에게 농담하는 말을 하게 하여 웃는다. 처음에는 가족들을 속이고 마침내는 오래 누워 항상 잠을 잔다. 가족을 속이면 (태아)기름을 다하지 못하고, 오래 누워 잠자면 원기를 왕성하게 하는 기운이 정체되고 멈춘다. 자신을 돌봄이 잘못되고 남들이 임부에게 대하는 것을 태만하였기 때문에 병이 많아지고 해산하기 어려우며, 자식을 불초하게 하고 가문의 명성을 추락하게 한 뒤에 운명에 원망을 돌린다.

諧語謂可笑謊說也 誑欺瞞也 盡盡其道也 血行爲榮 氣行爲衛 周流一身者也 息止也 攝姙婦自護也 待謂他人護[182]姙婦也 滋益也 家謂家聲也 命命數也 ■此節

---

[182] 석인본에는 대待로 표기되어 있다.

| 言今人無胎敎 而其子不肖

'해어諧語'는 우습고 허황한 말을 이르는 것이다. '광誑'은 속이는 것이다. '진盡'은 그 도를 다하는 것이다. 피가 움직이는 것을 '영榮'이라 하고 기가 움직이는 것을 '위衛'라고 하니 온몸을 흐르는 것이다. '식息'은 멈추는 것이다. '섭攝'은 임부 스스로 보호하는 것이다. '대待'는 다른 사람이 임부를 보호하는 것을 이른다. '자滋'는 더하는 것이다. '가家'는 한 집안의 명성을 이르는 것이다. '명命'은 운명과 재수이다. ■이 절은 지금 사람들이 태교를 하지 않아 자식이 불초함을 말한 것이다.

제3절

夫獸之孕也 必遠其牡 鳥之伏也 必節其食 果[183]蠃化子 尙有類我之聲 是故 禽獸之生 皆能肖母 人之不肖 或不如禽獸 然後聖人有怛然之心 作爲胎敎之法也

짐승이 잉태하면 반드시 수컷을 멀리하고, 새가 알을 품으면 반드시 먹는 것을 절제하며, 나나니벌이 새끼를 만들 때는

---

[183] '果(과)'는 과蜾와 통통한다.

나를 닮으라는 소리를 하니, 이런 까닭에 금수가 태어남에 모두 능히 암컷을 닮는 것이다. 사람이 닮지 않는 것이 간혹 금수만 못하여, 그런 뒤에 성인이 안타깝고 근심하는 마음으로 태교의 법을 지으신 것이다.

遠遠之也 獸之雄曰牡 鳥抱卵曰伏 果蠃細腰蠭卽蒲盧也 純雄無子 取桑蟲[184]附之於木 空中祝之曰 類我類我 七日而化爲其子 禽獸多知母 而不知父 故只曰肖母 怛然傷痛貌 ■此節 言以人而不可無胎教

'원遠'은 멀리하는 것이다. 짐승의 수컷을 '모牡'라 하고 새가 알을 품은 것을 '복伏'이라 한다. '과라果蠃'는 허리가 가는 벌로 즉 나나니벌[185]이다. 순전히 수컷만 있어 새끼를 낳을 수 없어 뽕나무 벌레를 잡아 나무에 붙여놓고, 공중에서 빌기를 "나를 닮아라, 나를 닮아라."하면 7일이 지나 부화하여 새끼가 된다. 금수는 대부분 어미는 알지만 아비는 알지 못하기 때문에 다만 어미를 닮는다고 말하였다. '달연怛然'은 마음이 몹시 괴롭고 아픈 모양이다. ■이 절은 사람으로서

---

[184] 석인본에는 충虫으로 되어 있다.
[185] 나나니벌은 벌목目 구멍벌과科에 속하는 기생벌 종이다. 다른 곤충의 애벌레를 잡아서 봉침으로 마비시킨 뒤 땅굴 안에 자신의 알과 함께 파묻는다. 부화한 나나니 유충은 함께 파묻힌 애벌레를 먹이로 삼는다.

태교하지 않을 수 없음을 말하였다.

> 右第三章 備論胎敎

오른편의 제3장은 태교를 갖추어 논하였다.

제4장 다음은 구체적인 태교의 방법이다
제1절

養胎者 非惟自身而已也 一家之人 恒洞洞焉 不敢以忿事聞 恐其怒也 不敢以凶[186]事聞 恐其懼也 不敢以難事聞 恐其憂也 不敢以急事聞 恐其驚也 怒令子病血 懼令子病神 憂令子病氣 驚令子癲癇[187]

태를 기른다는 것은 자신뿐만 아니라 집안사람이 항상 조심하고 삼가야 한다. 감히 분한 일을 듣게 하지 않는 것은 성낼까 염려하는 것이고, 감히 흉한 일을 듣게 하지 않는 것은 두려워할까 염려하는 것이고, 감히 어려운 일을 듣게 하지 않는 것은 근심할까 염려하는 것이고, 감히 급한 일을 듣게 하지 않는 것은 놀랄까 염려하는 것이다. 성내면 태아의 피가 병들고, 두려워하면 태아의 정신이 병들고, 근심하면 태아의 기가 병들고, 놀래면 태아에 뇌전증이 든다.

自身指姙婦而言也 洞洞[188]敬謹貌 怒則氣逆而血迫 懼

---

186 흉凶과 같다.
187 '癲癇(전간)'은 뇌전증腦電症 또는 간질을 말한다.
188 '洞洞(동동)'은 『예기禮記』「제의祭義」편의 "孝子如執玉 如奉盈 洞洞屬屬

則氣下而神散 憂傷肺 肺主氣 驚傷膽 膽屬木 癲癎風
木疾 在小兒爲驚風[189] ■此節 首擧胎敎之大段

'자신自身'은 임부를 가리켜 말한 것이다. '동동洞洞'은 공경하고 삼가는 모습이다. 성내면 기가 거꾸로 되어 피가 몰리고, 두려워하면 기가 내려가 정신이 흩어진다. 근심하면 폐를 상하게 하고, 폐는 기를 주관한다. 놀라면 쓸개를 상하게 하고, 쓸개는 목기[190]에 속한다. 전간풍[191]은 목기의 질병으로 소아에게 있어서는 경풍이 된다. ■이 절은 먼저 태교의 큰 방법을 제시하였다.

제2절

與友久處 猶學其爲人 況子之於母 七情肖焉 故待姙
婦之道 不可使喜怒哀樂 或過其節 是以姙婦之旁 常

如弗勝 如將失之[효자는 마치 옥을 받들 듯이 하고, 물이 가득 찬 그릇을 받들 듯이 하여, 마치 조심스럽게 감당하지 못할 듯이 하고 놓치기라도 할 듯이 한다.]"에서 유래한 것으로 매우 공경하고 삼가여 조심하는 모양을 뜻한다.

[189] '驚風(경풍)'은 한의학에서 어린아이들의 경련痙攣을 일컫는 말이다.
[190] 한의학에서 목기木氣에 해당하는 인체의 장기는 간과 쓸개이며 눈과 신경계에 간여한다.
[191] 풍병風病은 신경神經의 탈로 생기는 병의 총칭이다.

有善人 輔其起居 怡其心志 使可師之言 可法之事 不間于耳 然後惰慢邪僻之心 無自生焉 待姙婦

친구와 더불어 오래 있어도 오히려 그 사람됨을 배우는데, 하물며 자식은 어미에게서 칠정을 닮는다. 그러므로 임부를 대하는 도에 있어서 희노애락이 혹시라도 그 절도를 지나치지 않게 하여야 한다. 이런 까닭에 임부의 곁에 항상 착한 사람이 있게 하여 기거를 돕고 마음을 기쁘게 하며, 본받을 만한 말과 본받을 만한 일을 귀에 끊이지 않도록 하여야 한다. 그러한 뒤라야 게으르고 간사한 마음이 저절로 생겨날 수가 없는 것이다. 이것이 임부를 대하는 것이다.

爲人謂心術也 七情喜怒哀懼愛惡欲也 可師之言可法之事謂古人之嘉言善行也 間間斷也 末句復言待姙婦者 總名此節也 下十一節 倣此 ■胎敎之法 他人待護爲先

'위인爲人'은 마음 쓰는 방법(마음보)을 말한다. '칠정七情'은 희노애구애오욕이다. '가사지언가법지사可師之言可法之事'는 옛 사람들의 아름다운 말과 선행을 이르는 것이다. '간間'은 사이가 끊어지는 것이다. 글의 끝에 다시 '대임부待姙婦'라고 말한 것은 이 절을 총괄하여 명한 것이다. 아래의 11절도 이와 같다. ■태교의 법은 다른 사람이 (임부를) 대하고 보호해주는 것이 우선이다.

제3절

妊娠三月 形象始化 如犀角紋 見物而變 必使見貴人好人 白璧孔雀華美之物 聖賢訓戒之書 神仙冠珮之畵 不可見倡優侏儒猿猴之類 戱謔爭鬪之狀 刑罰曳縛殺害之事 殘形惡疾之人 虹霓震電 日月薄蝕 星隕彗孛 水漲火焚 木折屋崩 禽獸淫泆病傷 及汚穢可惡之蟲 姙婦目見

임신 3개월이면 (태아의) 형상이 비로소 나타나기 시작하여 마치 무소뿔의 무늬가 보는 물건에 따라 변하는 것과 같아서 반드시 귀인과 좋은 사람, 백옥과 공작 같은 빛나고 아름다운 물건, 성현의 훈계의 글, 신선이나 관과 노리개를 차고 있는 벼슬아치의 그림을 보도록 하고, 광대와 난장이, 원숭이류와, 희롱하고 다투는 형상, 형벌로 끌고 다니거나 묶고 죽이는 일, 병신과 몹쓸 병이 있는 사람, 무지개와 천둥과 번개, 일식과 월식, 별이 떨어지거나 혜성이 나타는 것과, 물이 넘치고 불이 크게 난 것, 나무가 꺾이고 집이 무너지고, 짐승이 교미하거나 병들고 상한 것과, 더럽고 못생긴 벌레들은 보지 말아야 한다. 이것은 임부가 눈으로 보는 것이다.

醫學入門曰 夫人之有生也 精血日化 從有入無 中竅日生 從無入有 自然旋轉 九日一息 次九又九 凡二十七日 卽成一月之數 凝成一粒 如露珠然 乃太極動而生陽 天一生水 謂之胚 此月經閉無潮無痛 飮食稍異平日 不可觸犯及輕率服藥

『의학입문』에 말하기를 무릇 사람이 태어남에 정혈이 날로 변화하는 것은 있는 것으로부터 없는 것으로 들어가는 것이고, 중요한 장기들이 날로 생겨나는 것은 없는 것으로부터 있는 것으로 들어가는 것이다. 자연히 빙빙 돌며 굴러가 9일에 한 번 호흡하고 다음 9일에 하고 또 9일에 하여 27일이 되어 곧 한 달의 수가 되면, 엉키어 하나의 난알을 이루니 마치 이슬방울과 같다. 이는 태극이 움직여 양을 낳고[192] 하늘인 하나가 물을 낳으니[193] 그것을 배라 한다. 이 달에는 월경이 그쳐 흘러나옴도 없고 통증도 없으며, 음식도 점점 평소와는 달라지며, 부부가 교접하는 것과 경솔하게 약을 복용하는 것을 해서는 안 된다.

---

[192] "태극이 움직여 양을 낳고 태극이 고요하여 음을 낳는다."는 것은 북송시대의 철학자인 주돈이周敦頤가 쓴 『태극도설太極圖說』에서 인용한 글이다.
[193] "하늘인 하나가 물을 낳고 땅인 둘이 불을 낳는다."는 것은 하도河圖 낙서洛書를 설명한 글이나 『서경書經』「홍범洪範」편의 주석(水火木金土者 五行之生序也 天一生水 地二生火 天三生木 地四生金 天五生土)에 근거한 글이다.

又三九二十七日 卽二月數 此露珠變成赤色 如桃花瓣子 乃太極靜而生陰 地二生火 謂之腪[194] 此月腹中或動不動 猶可狐疑[195] 若吐逆思酸 名曰惡阻[196] 有孕明矣 又三九二十七日 卽三月數 百日間 變成男女形影 如淸鼻涕中 有白絨相似 以成人形 鼻與雌雄二器 先就分明 其諸全體 隱然可悉 斯謂之胎 乃太極之乾道成男坤道成女 此時胎最易動 不可犯禁忌 所謂形象始化也

또 27일이면 곧 두 달이 되어 이슬방울이 변하여 붉은 색을 이루니, 마치 복숭아 꽃 씨앗과 같다. 이것은 태극이 고요하여 음을 낳고[197] 땅인 둘이 불을 낳으니[198] 운이라 한다. 이달은 배안에서 혹 움직이거나 혹 움직이지 않을 수도 있어 (임신 여부를) 결단하기는 어려우나, 만약 구역질이 나고 신 것이 생각난다면 입덧이라고 하니 아이를 가진 것이 분명하다. 또 27일이 되면 곧 세 번째 달이니, 백 일간 변하여 남녀의 어렴풋한 형상이 이루어진다. 마치 맑은 콧물 가운데 흰 베

---

[194] '腪(운)'은 두 달이 된 배태胚胎를 말한다.
[195] '狐疑(호의)'는 여우가 의심이 많아 결단을 내리지 못한다는 뜻이다.
[196] '惡阻(오조)'는 임신 초기의 입덧 증상을 가리킨다.
[197] 주돈이周敦頤의 『태극도설太極圖說』 중 "고요하여 음을 낳는다.[靜而生陰]"을 인용한 것이다.
[198] 『서경書經』「홍범洪範」편의 주석에 근거한 글로 각주 193번을 참조하라.

가 있는 것과 비슷하다가 사람의 형체를 이루는데, 코와 남아와 여아의 두 가지 성징이 먼저 분명해지고, 그 나머지 모든 형체가 은연히 갖추어진다. 이것을 태라고 하니, 곧 태극의 건도는 남자를 이루고 곤도는 여자를 이루는 것과 같다.[199] 이때의 태는 가장 움직이기 쉬워서 금기를 범해서는 안 되니, 이른바 형상이 비로소 나타난 것이다.

犀南方猛獸似豕 黑色三角 一在頭上 一在額上 一在鼻上 角色明黃 往往有黑紋 如物形多由其母相感時 所目見而成[200]也 必使以下十一字 壽世保元[201]文 貴人有爵位之人 好人有德長老也 璧玉名 圓而有空 孔雀鳥名 尾翠而長 有異彩 冠冠冕 珮佩玉 謂冠珮之朝官也 倡優卽今之才人花郎[202] 侏儒卽今之難長 皆所以爲戲者 猿猴二獸名 寓屬似人 人家馴之 以供玩弄 謔戲語也

---

[199] 주돈이周敦頤의 『태극도설』 중 "건도는 남자가 되고 곤도는 여자가 된다.[乾道成男, 坤道成女]"를 인용한 것이다.
[200] 석인본에는 생生으로 표기되어 있다.
[201] '壽世保元(수세보원)'은 명나라 공정현龔廷賢(호號는 운림雲林)이 만력사십삼년萬曆四十三年(1615년)에 저술한 의학서이다. 우리나라 이제마가 저술한 『동의수세보원東醫壽世保元』은 1894년에 저술된 책으로 『수세보원壽世保元』과는 다른 책이다.
[202] 노래와 춤을 주로 하던 광대 비슷한 무리를 지칭하는 것으로, 신라시대 화랑이 말의 의미가 변한 것이다.

| 曳遇曳也 縛綁縛也 殘形如眇躄無唇之類 惡疾如狂癎痺癩之類

'서犀'는 남방의 맹수로 돼지와 비슷하고 검은 색이다. 세 개의 뿔 중 하나는 머리 위에 있고 하나는 이마 위에 있으며 하나는 코 위에 있다. 뿔색은 밝은 황색인데 왕왕 검은 무늬가 있는 것은 마치 생물의 형태가 대부분 그 어미와 새끼가 뱃속에서 서로 감응할 때 (그 어미가) 눈으로 본 것에 영향을 받아 생기는 것과 같다. '필사必使' 이하 열한 글자는 『수세보원』에 있는 문장이다. '귀인貴人'은 작위 있는 사람이고, '호인好人'은 덕이 있는 어른을 말한다. '벽璧'은 구슬의 이름으로 둥글고 구멍이 있다. '공작孔雀'은 새 이름으로 꼬리가 푸르고 길며 기이한 무늬가 있다. '관冠'은 머리에 쓰는 관이고, '패珮'는 몸에 차는 옥이니, 관패冠珮는 관을 쓰고 패옥을 찬 조정의 관리를 말한다. '창우倡優'는 즉 지금의 재인으로 광대 비슷한 무리이고, '주유侏儒'는 즉 지금의 난장이이니 모두 웃기는 일을 하는 사람들이다. '원후猿猴'는 원숭잇과 두 짐승의 이름으로 사람과 비슷하여 사람들이 그것을 길들여 애완동물로 삼았다. '학謔'은 희롱하는 말이다. '예曳'는 이리저리 끌고 다니는 것이다. '박縛'은 동여매어 묶는 것이다. '잔형殘形'은 애꾸눈이나 앉은뱅이나 입술이 없는 것과 같은 유형이고, '악질惡疾'은 미치거나 간질, 마비되거나 문둥병 같은

유형이다.

霓雌虹也 震雷擊物也 薄蝕相薄而食也 朔而月過日下
則日蔽不見 望[203]而日月正相[204]當 則[205]月入地影而光沒
皆其形漸漸犯入 如蟲食葉 故曰蝕 自上而下曰隕 春
秋作霣 彗妖星有芒 而長尾如掃篲 孛失行之星也 漲水
大至也 焚燒之壯也 淫淫亂也 泆淫貌 淫泆病傷並指
禽獸而言也 汚穢如蝸蚓之屬 可惡如蛇蝎之屬 ■自正
其心者 先謹目見

'예霓'는 암무지개이다. '진震'은 우레로 치는 것이다. '박식薄
蝕'은 서로 가까이 하여 갉아 먹는 것이다. 초하루에 달이
해 아래를 지나면 해가 가리어 보이지 않고, 보름에 해와 달
이 똑바로 서로 마주하면 달이 지구의 그림자 속으로 들어
가 빛이 없어지는데, 그 형체가 점점 침범하여 들어가는 것
이 마치 벌레가 나뭇잎을 먹는 것과 같아서 '식蝕'이라고 말
한다. 위로부터 아래로 떨어지는 것을 '운隕'이라고 하는데

---

[203] 석인본에는 망멸으로 표기되어 있다.
[204] 석인본에는 상相이 없는데 문맥상 있어야 하므로 빠진 것으로 보인다.
[205] 석인본에는 望而日月正當則則月入地影而光沒로 표기되어 있으나 '칙則'은 한 번만 들어가는 것이 맞다.

『춘추』[206]에서는 '운實'이라고 썼다. '혜彗'는 요사스러운 별로 빛살이 있고 긴 꼬리가 마치 빗자루와 같은 별이고, '패孛'는 길 잃은 별이다. '창漲'은 물이 크게 이른 것이다. '분焚'은 타는 것이 기세가 좋은 것이다. '음淫'은 음란한 것이다. '일泆'은 음란한 모습이다. 음일淫泆과 병상病傷은 모두 금수를 가리켜 말한 것이다. '오예汚穢'는 달팽이와 지렁이 같은 무리이고, '가악可惡'는 뱀이나 전갈 같은 것들이다. ■스스로 그 마음을 바르게 하고자 하는 자는 먼저 눈으로 보는 것을 삼가야 한다.

제4절

人心之動 聞聲而感 姙婦不可聞淫樂淫唱 市井喧譁 婦人誶罵 及凡醉酗忿辱 儂哭之聲 勿使婢僕 入傳遠外無理之語 惟宜有人誦詩說書 不則彈琴瑟 姙婦耳聞

사람의 마음이 움직이는 것은 귀로 소리를 들어서 느끼는 것이니, 임신부는 음란한 음악과 음란한 노래, 사람들이 모인 곳에서 시끄럽게 떠드는 것과, 부인들이 꾸짖는 소리와,

---

[206] 『춘추공양전春秋公羊傳』을 말한다.

술 취해 주정하고 분하여 욕하며, 울고 곡하는 소리 등을 듣지 않아야 한다. 부리는 사람들로 하여금 먼 바깥의 이치 없는 말들을 전하지 못하게 하며, 오직 마땅히 사람을 두어 시를 외우게 하고 글을 읽게 하고, 그렇지 않으면 거문고와 비파 타게 한다. 이것은 임부가 귀로 듣는 것이다.

淫樂如巫覡迎神 佛事請衆之類 淫唱如倡優打量 兒童時調之類 古者八家同井相救助 故民居謂之井 誶詬語也 酗醉怒也 儵哭聲也 遠外遠方相外之地 無理之語謂鄙俚褻談也 詩指三百篇及樂府歌行 誦之取其音響也 書指經書及先儒文字 說之取其旨意[207]也 彈手彈也 ■旣謹目見 耳聞次之

'음악淫樂'은 무당이 신을 맞이하거나 불사에서 많은 사람들을 불러 모으는 것 등이다. '음창淫唱'은 배우들의 타령[208]이나 아이들이 시절을 읊는 속된 노래 종류이다. 옛날에는 여덟 집이 같은 우물을 쓰고 서로 구하고 도왔기 때문에 백성이 사는 곳을 '정井'이라고 하였다.[209] '수誶'는 꾸짖는 말

---

[207] 석인본에는 의義로 표기되어 있다.
[208] 깨어진 쇠그릇이 무엇에 부딪칠 때 울리는 소리를 가리킨다.
[209] 고대 중국에서 사용했던 정전제井田制를 지칭한다. 정전제井田制는 구백무

이다. '후애酗'는 취하여 성내는 것이다. '의偯'는 곡하는 소리이다. '원외遠外'는 멀리 떨어진 곳이다. '무리지어無理之語'는 비루하고 속된 잡담을 말한다. '시詩'는 『시경』 삼백 편과 악부,[210] 가행[211]을 가리키니 그것을 외워 음향을 취하는 것이다. '서書'는 경서와 선유들의 글을 가리키니 그것을 말하게 하여 그 깊은 뜻을 취하는 것이다. '탄彈'은 손으로 타는 것이다. ■이미 눈으로 보는 것을 삼가였으므로 귀로 듣는 것이 그 다음이다.

제5절

延醫服藥 足以止病 不足以美子貌 汎室靜處 足以安胎 不足以良子材 子由血成而血因心動 其心不正 子之成亦不正 姙婦之道 敬以存心 毋或有害人殺物之意

九百畝를 정자井字 형태로 구등분九等分해서 여덟 가구가 각각 백무百畝는 사전私田으로 경작하고, 가운데 백무百畝는 공전公田으로 경작해서 세금으로 납부하는 제도이다.
[210] 악부는 본래 한나라 무제 때에 음악을 관장하는 관서의 명칭이었으나, 후에 시체詩體의 명칭으로 바뀌었다.
[211] 중국 시가詩歌 체제 중의 하나로 초당시기初唐時期에 한위육조漢魏六朝의 악부시의 기초에서 유래한 시가詩歌로 가歌·행行·가행歌行의 이름을 사용한다. 남송南宋의 포조鮑照가 만들었다.

奸詐貪竊妒毀之念 不使蘖芽於胸中 然後 口無妄言
面無歉色 若斯須忘敬 已失之血矣 姙婦存心

의원을 불러 약을 먹으면 족히 병은 낫게 할 수 있으나 자식의 용모는 아름답게 할 수 없으며, 집을 물 뿌려 청소하고 고요한 곳에 있는 것은 족히 태를 편안하게 할 수는 있지만 태아의 재질을 좋게 할 수는 없다. 태아는 피로 말미암아 이루어지고 피는 마음으로 인하여 움직이니, 그 마음이 바르지 않으면 태아의 성장도 또한 바르지 않게 된다. 임부의 도는 경敬으로써 마음을 지켜야 하니 혹시라도 사람을 해롭게 하거나 산 것을 죽일 생각을 하지 말아야 하고, 간사하고 탐하고 도둑질하고 시기하고 훼방하려는 생각이 가슴에 싹트지 못하게 한 후라야, 입으로 망령된 말을 하지 않고 얼굴에 겸연쩍은 기색이 없게 된다. 만약 잠깐이라도 경敬을 잃으면 이미 피의 바름을 잃은 것이다. 이것은 임부가 본마음을 지키는 것이다.

延迎致也 飮藥曰服 汎洒也 謂洒水而掃之也 良亦美
也 材猶質也 血心並指母而言也 毋禁止辭 奸以心欺
詐以言欺也 貪明取財 竊暗取財也 妒心忌人 毀言誣
人也 念意之發也 蘖芽言如艸木之始萌也 歉不足也 斯
須猶言須臾也 失之血謂血不由其行也

'연延'은 맞이하여 이르게 하는 것이다. 약을 마시는 것을 '복服'이라고 한다. '신汛'은 물을 뿌리는 것이니 물 뿌리고 청소하는 것을 말한다. '량良'은 또한 아름다운 것이다. '재材'는 재질과 같다. '혈血'과 '심心'은 어머니를 가리켜서 한 말이다. '무毋'는 금지하는 말이다. '간奸'은 마음으로 속이는 것이고, '사詐'는 말로 속이는 것이다. '탐貪'은 공개적으로 재물을 취하는 것이고, '절竊'은 몰래 재물을 취하는 것이다. '투妬'는 마음으로 다른 사람을 질투하는 것이고, '훼毁'는 말로 다른 사람을 비방하는 것이다. '념念'은 뜻이 나타나는 것이다. '얼아蘖芽'는 초목이 처음 싹트는 것과 같은 말이다. '겸歉'은 부족한 것이다. '사수斯須'는 잠깐을 말한다. '실지혈失之血'은 피가 가야할 곳을 경유하지 않음을 말한다.

蓋人之百體 皆聽令於其心 故其心一正 而耳目聰明 血氣和平 施之百事 莫不順成 然素無涵養 則心不可猝正 故君子必謹[212]之於視聽言動 無或由非禮者 所以爲此心常惺惺地也 今若不務乎主敬 而徒區區於耳目口鼻[213]之末節 則本源已繆 百體不順 故胎敎之法 尤當

---

[212] 석인본에는 신愼으로 표기되어 있다.
[213] 석인본에는 비구鼻口로 표기되어 있다.

以存心爲主 ■視聽旣正 然後心正

대개 사람의 온몸은 모두 마음의 명령을 듣기 때문에, 마음이 한 번 바르면 귀와 눈이 총명해지고 혈기가 화평하여, 행하는 모든 일이 순하게 이루어지지 않음이 없다. 그러나 평소에 (마음을) 함양하지 않으면, 마음이 갑자기 바르게 되지 않는다. 그러므로 군자는 반드시 보고 듣고 말하고 움직임을 삼가 하여, 혹시라도 예가 아닌 것에 말미암지 않게 하며, 이를 위하여 마음은 항상 깨어 있어야 한다. 지금 만약 마음을 경敬하는데 힘쓰지 않고, 다만 귀, 눈, 코, 입의 말단에만 쓸데없이 급급하다면, 본원[214]이 이미 잘못되어 온 몸이 따르지 않을 것이다. 그러므로 태교의 법은 더욱 마땅히 본마음을 지키는 것을 주로 하여야 한다. ■보고 듣는 것이 바른 후에야 마음이 바르게 된다.

제6절

姙婦言語之道 忿無勵聲 怒無惡言 語無搖手 笑無見齗 與人不戲言 不親罵婢僕 不親叱雞[215]狗 勿誑人 勿

---

[214] 백체百體의 근원인 마음을 가리킨다.
[215] 석인본에는 계鷄로 표기되어 있다.

| 毀人 無耳語 言無根勿傳 非當事勿多言 姙婦言語

임부의 말하는 도는 분해도 사나운 소리 하지 않고, 성나도 나쁜 말을 하지 않고, 말할 때 손을 흔들지 않고, 웃을 때 잇몸을 보이지 않고, 다른 사람과 더불어 희롱하는 말을 하지 않고, 친히 부리는 사람들을 꾸짖지 않고, 닭과 개에게 성내지 않고, 사람을 속이지 않고, 다른 사람을 헐뜯지 않고, 귓속말 하지 않고, 근거 없는 말을 전하지 않고, 일에 직접 관여되지 않았으면 말을 많이 하지 않아야 한다. 이것은 임부의 언어에 관한 것이다.

直言曰言 論難曰語 厲猛也 惡言不順之言也 搖手如抵掌揶揄之類 齗齒本也 不親者使人代之也 叱詈聲也 誑人謂詐語 毀人謂誣語也 言無根猶曰無稽之言也 當事凡謀事成務皆是也 ■心正則言正

직접 하는 말을 '언言'이라 하고 시비를 따져 논하는 것을 '어語'라 한다. '려勵'는 사나운 것이다. '악어惡言'은 순하지 않은 말이다. '요수搖手'는 손바닥을 치거나 빈정거리며 놀리는 종류이다. '신齗'은 잇몸이다. '불친不親'은 다른 사람으로 하여금 대신하게 하는 것이다. '질叱'은 꾸짖는 소리이다. '광인誑人'은 말로 속이는 것을 말하고, '훼인毁人'은 말로 헐뜯는 것을 이른다. '언무근言無根'은 근거 없는 말과 같다. '당사當事'는 무릇 일을 도모하고 임무를 이루는 것이 모두 이것이다. ■마음이 바르면 곧 말도 바르게 된다.

제7절

居養不謹 胎之保危哉 姙婦旣姙 夫婦不同寢 衣無太溫 食無太飽 不多睡臥 須時時行步 不坐寒冷 不坐穢處 勿聞惡臭 勿登高厠 夜不出門 風雨不出 不適山野 勿窺井塚 勿入古祠 勿升高臨深 勿涉險 勿擧重 勿勞力過傷 勿妄用鍼灸 勿妄服湯藥 常宜淸心靜處 溫和適中 頭身口目 端正若一 姙婦居養

거처함과 기름을 삼가지 않으면 태를 보전하는 것이 위험하다. 임부가 임신하면 부부는 함께 잠자지 않고, 옷도 너무 덥게 입지 않고, 음식도 너무 배부르게 먹지 말고, 오래 누워 잠자지 말고, 반드시 수시로 걷고, 서늘하고 차가운 곳에 앉지 말고, 더러운 곳에 앉지 말고, 나쁜 냄새 맡지 말고, 높은 곳의 화장실에 올라가지 않고, 밤에 나가지 말고, 바람 불고 비올 때 나가지 말고, 산과 들에 가지 말고, 우물이나 무덤을 들여다보지 말고, 오래된 사당에 들어가지 말고, 높은 곳에 오르거나 깊은 곳에 가지 말고, 위험한 곳을 건너지 말고, 무거운 물건을 들지 말고, 힘써 일함이 지나쳐 상하게 하지 말고, 함부로 침과 뜸을 쓰거나 탕약을 복용하지 말고, 항상 마땅히 마음을 맑게 하고 고요한 곳에 몸을 두어 온화하고 때에 알맞게 하며, 머리·몸·입·눈 등이 단정하고 한결 같아야 한다. 이것은 임부의 거처함과 태를 기르는 것에 관한 것이다.

居自居 養受養也 衣無太溫以下十七字 勿涉險以下二十一字 並醫學入門文 勿登高厠四字 醫學正傳文 適中適天時之中也 ■外養則居處爲先

'거居'는 스스로 거처하는 것이고 '양養'은 기름을 (남에게) 받는 것이다. '의무태온衣無太溫' 이하 열일곱 글자와 '물섭험勿涉險' 이하 스물한 글자는 모두 『의학입문』의 글이고 '물등고측勿登高厠' 네 글자는 『의학정전』의 글이다. '적중適中'은 때에 알맞게 하는 것이다. ■밖을 (몸이 아닌 주변 환경을 통해서 태아를) 기르는 것은 거처를 우선으로 한다.

제8절

姙婦 苟無聽事之人 擇爲其可者而已 不親蠶功 不登織機 縫事必謹 無使鍼傷手 饌事必謹 無使器墜破 水漿寒冷不親手 勿用利刀 無刀割生物 割必方正 姙婦事爲

임부가 만약 일을 맡길 사람이 없으면 할 수 있는 것만을 택하여 할 뿐이다. 친히 누에치지 말고, 베틀에 오르지 말고, 바느질은 반드시 조심하여 바늘에 손을 상하게 하지 말고, 반찬 만드는 일을 반드시 조심하여 그릇을 떨어뜨려 깨지게 하지 말고, 물과 장이 차고 냉하면 손으로 만지지 말고, 날카로운 칼은 사용하지 말고, 산 것을 칼로 베지 말고, 자를 때는 반드시 반듯하게 잘라야 한다. 이것은 임부의 행위에 관한 일이다.

聽任之也 可者謂無妨之事也 不蠶惡其殺生也 不織惡其掀體也 鍼傷手則身驚 器墜破則心驚 親手猶言着手也 利刀銛刃之刀也 生物謂雞雀魚蟹之類 方正指凡肉菜餠餈而言也 ■居養 亦不得全無事爲

'청聽'은 맡기는 것이다. '가자可者'는 해롭지 않은 일을 말한다. '부잠不蠶'은 살생을 싫어하는 것이다. '부직不織'은 몸이 흔들리는 것을 싫어하는 것이다. 바늘에 손을 상하면 몸이 놀라고, 그릇이 떨어져 깨지면 마음이 놀란다. '친수親手'는 손을 대는 것을 말하는 것과 같다. '이도利刀'는 칼날이 날카로운 칼이다. '생물生物'은 닭, 참새, 물고기, 게와 같은 종류이다. '방정方正'은 고기, 채소, 떡과 인절미를 가리켜 말한 것이다. ■거처하고 기를 때 전혀 일을 안 할 수는 없다.

제9절

姙婦端坐 無側載 無恃壁 無箕 無踞 無邊堂 坐不取高物 立不取在地 取左不以右手 取右不以左手 不肩顧 彌月[216]不洗頭 姙婦坐動

임부는 단정히 앉아서 한 쪽으로 몸을 치우치지 말고, 벽에 기대지 말고, 다리 뻗고 앉지 말고, 걸터앉지 말고, 마루 모퉁이에 앉지 말고, 앉아서 높은 곳의 물건을 취하지 말고, 서서 땅에 있는 것을 취하지 말고, 왼쪽 것을 취할 때 오른손을 쓰지 말고, 오른쪽 것을 취할 때 왼손을 쓰지 말고, 어깨 너머로 돌아보지 말고, 만삭인 달에 머리 감지 말아야 한다. 이것은 임부가 앉거나 움직이는 것에 관한 일이다.

側載身任一邊也 恃依也 箕展足 踞垂足也 邊堂于堂之邊也 肩顧謂顧而轉肩也 彌月猶言滿朔也 動指坐不取以下而言也 ■事爲不可常 故次之以坐

'측재側載'는 몸을 한 쪽으로 맡기는 것이다. '시恃'는 의지하

---

[216] '彌月(미월)'은 만월滿月이라고도 한다. 중국 민속에 영아가 출생하기 전달을 만월이라고 하며 크게 축하하는 풍습이 있었다. 이를 '미월지희彌月之喜'라고도 한다.

는 것이다. '기箕'는 다리를 뻗는 것이고, '거踞'는 발을 늘어뜨리는 것이다. '변당邊堂'은 마루의 가장자리로 가는 것이다. '견고肩顧'는 돌아보면서 어깨를 돌리는 것이다. '미월彌月'은 만삭을 말한다. '동動'은 '좌불취坐不取' 이하를 가리켜 말한 것이다. ■일은 항상 할 수 없기 때문에 앉는 것을 다음으로 하였다.

제10절

姙婦或立或行 無任一足 無倚柱 無履危 不由仄逕 升必立 降必坐 勿急趨 勿躍過 姙婦行立

임부가 혹 서고 혹 다닐 때, 한 발로 의지하지 말고, 기둥에 기대지 말고, 위험한 곳을 밟지 말고, 비탈진 좁은 길을 다니지 말고, 올라갈 때는 반드시 일어서고, 내려올 때는 반드시 앉아서 하고, 급하게 달리지 말고, 뛰어 넘지 말아야 한다. 이것은 임부가 다니고 서는 것에 관한 일이다.

履踐也 升必立不坐升階也 降必坐不立降階也 過指溝渠而言也 ■人不可以常坐 故次之以行

'리履'는 밟는 것이다. '승필립升必立'은 앉아서 계단을 오르지 않는 것이고, '강필좌降必坐'는 서서 계단을 내려가지 않는 것이다. 넘어간다는 것은 도랑과 개천을 가리켜 말한 것이다.
■사람이 항상 앉아 있을 수만은 없으므로 다니는 것을 다음으로 하였다.

제11절

姙婦寢臥之道 寢毋伏 臥毋尸 身毋曲 毋當隙 毋露臥 大寒大暑毋晝寢 毋飽食而寢 彌月則積衣支[217]旁 而半夜左臥 半夜右臥 以爲度 姙婦寢臥

임부가 자고 눕는 도리는 잘 때 엎드리지 말고, 누울 때 반듯이 위를 보고 눕지 말고, 몸을 구부리지 말고, 문틈 쪽으로 눕지 말고, 맨몸으로 눕지 말고, 심한 추위와 더위에는 낮잠 자지 말고, 배불리 먹고 잠자지 말고, 만삭인 달에는 옷을 쌓아 곁에 고이고, 밤의 절반은 왼쪽으로 눕고 밤의 절반은 오른쪽으로 눕는 것을 법도로 삼아야 한다. 이것은 임부가 누워 자는 것에 관한 일이다.

尸仰臥 曲屈臥也 隙戶穴也 露無庇也 積褧積也 支拄

---

217 석인본에는 재在로 표기되어 있다.

旁脇也 度常法也 ■行立之久 必有寢臥

'시尸'는 위를 보고 눕는 것이고, '곡曲'은 구부려 눕는 것이다. '극隙'은 집의 문틈이고, '로露'는 덮지 않는 것이고, '적積'은 옷을 접어 쌓는 것이다. '지支'는 지탱하는 것이고, '방旁'은 곁이고, '도度'는 마땅한 법도이다. ■다니고 서는 것을 오래 하면 반드시 누워 자는 것이다.

제12절

姙婦飮食之道 果實形不正不食 蟲蝕不食 腐壞不食 瓜苽生菜不食 飮食寒冷不食 食饐而餲 魚餒而肉敗不食 色惡不食 臭惡不食 失飪不食 不時不食 肉雖多 不使勝食氣 服酒散百脈[218] 驢馬肉無鱗魚難産 麥芽葫蒜消胎 莧菜蕎麥薏苡 墮胎 薯蕷旋葍桃實 不宜子 狗肉子無聲 兔[219]肉子缺脣 螃蟹子橫生 羊肝子多戹[220] 雞肉及卵合糯米 子病白蟲 鴨肉及卵 子倒[221]生 雀肉子淫

---

[218] 석인본에는 맥脉으로 표기되어 있다.
[219] 석인본에는 토兔로 표기 되어 있다. 토兔의 속자俗字이다.
[220] 석인본에는 액厄으로 표기되어 있다.
[221] 석인본에는 측側으로 표기되어 있다.

薑芽 子多指 鮎魚 子疳蝕[222] 山羊肉 子多病 菌蕈[223] 子
驚而夭 桂皮乾薑 勿以爲和 獐肉馬刀[224] 勿以爲臛 牛
膝鬼箭[225] 勿以爲茹 欲子端正 食鯉魚 欲子多智有力
食牛腎與麥 欲子聰明 食黑蟲[226] 當産 食蝦與紫菜[227]
姙婦飮食

임부가 마시고 먹는 도에는 과일은 모양이 바르지 않으면 먹지 않고, 벌레 먹은 것도 먹지 않고, 썩어 상한 것도 먹지 않고, 오이과의 열매와 푸성귀도 먹지 않고, 음식이 차고 냉한 것도 먹지 않고, 밥이 쉬고 변한 것과 생선이 상한 것과 고기 부패한 것도 먹지 않고, 색이 나쁜 것도 먹지 않고, 냄새가 좋지 않은 것도 먹지 않고, 잘못 익힌 것도 먹지 않고, 때가 아닌 것도 먹지 않고, 고기가 비록 많아도 밥의 기운을 이기도록 하지 않는다. 술을 마시면 모든 혈맥이 흩어지고,

---

[222] '疳蝕(감식)'이란 감질병이 온몸에 부스럼을 만든 것을 가리킨다.(출처: 바이두, 『비급천금요방備急千金要方』)
[223] '菌蕈(균심)'은 버섯을 말한다.
[224] '馬刀(마도)'는 돌조개과에 딸린 큰 조개로 민물에서 산다. 길이가 30cm쯤으로 거무튀튀하게 생겼는데, 살은 별 맛이 없으나 껍데기는 진주眞珠 광택이 나서 공예 재료로 많이 쓴다.
[225] '鬼箭(귀전)'은 귀전우鬼箭羽라고도 하며 화살나무를 지칭한다.
[226] '黑蟲(흑충)'은 해삼을 달리 이르는 말이다.
[227] '紫菜(자채)'는 홍조류紅藻類에 속하는 해조류를 말한다.

당나귀와 말고기, 비늘 없는 물고기는 해산을 어렵게 하고, 엿기름과 마늘은 태를 삭이고, 비름과 메밀, 율무는 태를 떨어뜨린다. 마와 메꽃, 복숭아는 태아에게 마땅치 않고, 개고기는 자식이 소리 내지 못하게 하고, 토끼고기는 자식이 언청이가 되고, 게는 옆으로 나오고, 양의 간은 자식에게 재앙이 많고, 닭고기와 계란을 찹쌀과 함께 먹으면 자식이 촌충이 생기고, 오리고기와 오리알은 태아가 거꾸로 나오게 하고, 참새고기는 자식이 음탕하고, 생강 싹은 자식이 손가락이 많게 하고, 메기는 자식이 부스럼병이 나게 하고, 산양고기는 자식이 병이 많게 하고, 버섯은 자식이 놀라 일찍 죽게 하고, 계피와 마른 생강으로 양념하지 말고, 노루고기와 큰 조개로 고깃국 끓이지 말고, 쇠무릎과 화살나무로 나물하지 말아야 한다. 자식이 단정하기를 바라면 잉어고기를 먹고, 자식이 슬기롭고 힘이 세기를 바라면 소 콩팥과 보리를 먹고, 자식이 총명하기를 바라면 해삼을 먹고, 해산할 때가 되어서는 새우와 홍조류의 바닷풀을 먹어야 한다. 이것은 임부의 음식에 관한 것이다.

蟲蝕腐壞亦指果實而言也 蓏諸瓜總名 生菜如萵苣菘葉之類 飮水漿也 食飯也 食饐以下三十五字 論語文

饐飯傷熱溼²²⁸也 餲味變也 魚爛曰餒 肉腐曰敗 色惡臭惡味亦將變也 飪烹調生熟之節也 不時五穀未成果實未熟之類

'충식蟲蝕'과 '부괴腐壞'는 과일을 가리켜 말한 것이다. '라苽'는 모든 오이류를 통틀어 이름 한 것이고, '생채生菜'는 상치와 배춧잎 같은 종류다. '음飮'은 물과 장이고, '식食'은 밥이다. '식의食饐' 이하 서른다섯 글자는 『논어』의 문장²²⁹이다. '의饐'는 밥이 열기와 습기로 상한 것이다. '애餲'는 맛이 변한 것이다. 물고기가 문드러진 것을 '뇌餒'라고 하고, 고기가 부패한 것을 '패敗'라고 한다. '색악色惡'과 '취악臭惡'은 맛이 장차 변하려고 하는 것이다. '임飪'은 삶아 조리할 때 설고 익음의 알맞은 정도이다. '불시不時'는 오곡이 아직 익지 않았거나 과실이 아직 익지 않은 것들이다.

服酒以下十六條 皆禁忌之由也 服酒散百脈²³⁰五字 得效方文 驢馬以下至子驚而夭 見醫學入門 而本文無蕎

---

228 '溼(습)'은 습濕과 같다.
229 『논어論語』「향당鄕黨」편 제8장의 문장이다.
230 석인본에는 맥脈으로 되어 있다.

麥二字 及薯蕷以下九字 無鱗魚黃顙鰻鱺[231]之屬 葫蒜
大蒜也 莧有六種[232] 此言菜 指人莧也 蕎麥木麥也 薏
苡艸[233]實名 殼薄者 可作穀食 薯蕷山藥也 旋葍艸名
蔓生 花似牽牛而紅色 根似薯蕷而細 甘脆可蒸食 糯
粘稻也

'복주服酒' 이하 열여섯 가지는 모두 금기해야하는 이유이다. '복주산백맥服酒散百脈'의 다섯 글자는 『득효방』[234]의 글이다. '려마驢馬' 이하부터 '자경이요子驚而夭'까지는 『의학입문』에 보이는데, 본문에는 교맥蕎麥 두 글자와 서여薯蕷 이하 아홉 글자가 없다. '무린어無鱗魚'는 자가사리[235]나 뱀장어 같은 것이다. '호산葫蒜'은 마늘이다. '현莧'은 여섯 종류가 있는데 여기서 말하는 나물은 참비름을 가리킨 것이다. '교맥蕎麥'은 메밀이다. '의이薏苡'는 풀 열매의 이름으로 껍질이 얇은 것은 곡식으로 쓸 수 있다. '서여薯蕷'는 산약(마)이다. '선복旋葍'은

---

[231] 석인본에는 고기 어魚 변이 밥 식食 변으로 되어 있으나 본문처럼 고기 어魚 변이 맞다.
[232] 『본초도경本草圖經』에 나오는 글로 인현人莧·적현赤莧·백현白莧·자현紫莧·마현馬莧·오색현五色莧이 있다.
[233] 석인본에는 초草로 표기되어 있다.
[234] 원대元代 위역림危亦林이 편찬한 의학서적으로 책의 원이름은 『세의득효방世醫得效方』이다.
[235] 퉁가릿과의 민물고기이다.

풀이름으로 넝쿨로 자라고, 꽃은 나팔꽃과 비슷하며 홍색이고, 뿌리는 마와 비슷하여 가늘고, 달고 연하여 쪄서 먹을 수 있다. '나糯'는 끈기 있는 벼(찹쌀)이다.

白蟲寸白蟲也 雀黃雀也 多指莊子所謂駢拇枝指也 鮎魚無鱗有涎 背靑黑 生江湖中 首有香氣 疳蝕口中惡瘡也 地生曰菌 木生曰蕈 皆淫氣所成也 驚驚風也 桂皮桂木皮也 乾薑乾白之薑也 和如商書若作和羹之和 言以桂薑爲粉 調和餅餈也

'백충白蟲'은 촌충이다. '작雀'은 참새이다. '다지多指'는 『장자莊子』[236]에서 말하는 발가락이나 손가락이 하나 더 있는 사람이다. '점어鮎魚(메기)'는 비늘이 없고 점액이 있으며, 등은 검푸르고, 강과 호수에 살며, 머리에서 향기가 난다. '감식疳蝕'은 입 안의 나쁜 부스럼이다. 땅에서 나는 것을 '균菌'이라 하고 나무에서 나는 것을 '심蕈'이라 하는데, 모두 습한 기운에서 생기는 것이다. '경驚'은 경풍이다. '계피桂皮'는 계수나무 껍질이다. '건강乾薑'은 말린 흰 색의 생강이다. '화和'는 상서의 '약작화갱若作和羹[만일 국의 간을 맞춘다면]'[237]의 화和[맞춘

---

[236] 『장자莊子』 「외편外篇」 〈병무騈拇〉에 나온다.
[237] 『서경書經』 「상서商書」 〈열명하說命下〉에 "若作和羹 爾惟鹽梅[만일 국의 간

다]와 같은데, 말하자면 계피나 생강을 가루 내어 떡과 인절미의 맛을 조화시키는 것이다.

馬刀蛤名 偏長如斬馬刀 生沙水中 臛肉羹也 牛膝艸名 葉似酸漿 節如牛膝[238] 故得名 鬼箭木名 叢生 身有四刃[239] 如箭之羽 故名曰鬼箭羽 其葉可作菜食 茹食菜也 乾薑馬刀 獐肉桂皮牛膝鬼箭 皆墮胎 故不食 欲子端正以下十八字 壽世保元文 腎臟名 麥大麥也 黑蟲生海中卽海蔘也 當産猶言臨産也 蝦乾蝦也 紫菜卽海藿也 ■寢起必食 食最重 故在後

'마도馬刀'는 대합조개의 이름으로, 한쪽으로 길어서 마치 참마도와 비슷하고, 모래 많은 물속에 산다. '확臛'은 고깃국이다. '우슬牛膝(쇠무릎)'은 풀이름으로 잎이 꽈리와 비슷하고, 마디는 소 무릎과 같아서 이름을 얻었다. '귀전鬼箭'은 나무이름으로 무더기로 나고 몸에 네 개의 칼날이 있어, 마치 화살의 깃과 같다하여 귀전우라 하며, 그 잎은 나물로 만들어 먹을 수 있다. '여茹'는 먹는 나물이다. 말린 생강과 마도조개

을 맞춘다면 너는 소금과 매실이라.]"라는 글이 있다.
[238] 석인본에는 절節로 표기되어 있다.
[239] 석인본에는 인忍으로 표기되어 있다.

는 기를 흩어지고 하고, 노루고기와 계피, 쇠무릎, 화살나무는 모두 태를 떨어뜨리므로 먹지 않는다. '욕자단정欲子端正'이하 열여덟 글자는 『수세보원』의 글이다. '신腎[콩팥]'은 장기의 이름이다. '맥麥'은 보리이다. '흑충黑蟲'은 바다에서 나는 해삼이다. '당산當産'은 해산이 임박했음을 말하는 것과 같다. '하蝦'는 마른 새우이다. '자채紫菜'는 미역이다. ■자고 일어나면 반드시 먹어야 하고, 먹는 것이 가장 중요하므로 뒤에 두었다.

제13절

妊婦當産 飮食充如也 徐徐行頻頻也 無接襍人 子師必擇 痛無扭身 偃臥則易産 妊婦當産

임부가 해산할 즈음에는 마시고 먹는 것을 충분히 하고, 천천히 다니기를 자주하고, 잡인을 만나지 말고, 자식의 유모를 반드시 가려서 뽑고, 아파도 몸을 뒤틀지 말고, 기대고 누우면 해산하기 쉽다. 이것은 임부가 해산에 임하여 하는 것이다.

充如言常實也 頻頻少休復行也 子師若今之乳母也 內則曰擇於諸母與可者 必求其寬裕慈惠溫良恭敬愼

而寡言者 使爲子師 扭絞轉也 偃臥倚物仰面而臥也
■胎敎止於産 故以産終焉

'충여充如'는 항상 든든함을 말하는 것이다. '빈빈頻頻'은 조금 쉬었다가 다시 걷는 것이다. '자사子師'는 지금의 유모와 같은데,「내칙」에 말하기를 "여러 엄마들과 할 수 있는 사람들 중에서 택하되, 반드시 너그럽고 관대하고 자애롭고 은혜로우며 온화하고 착하고 공경하고 삼가고 말이 적은 자를 구하여 유모로 삼아야 한다."고 하였다. '뉴扭'는 꼬고 돌리는 것이다. '언와偃臥'는 물건에 기대고 위를 보고 눕는 것이다.
■태교는 해산에서 그치는 것이므로 해산으로 끝을 맺었다.

제14절

腹子之母 血脈[240]牽連 呼吸隨動 其所喜怒 爲子之性情 其所視聽 爲子之聰明 其所寒暖 爲子之氣候 其所飮食 爲子之肌膚 爲母者 曷不謹哉

배 안에 아이를 가진 어머니(와 태아의 관계)는 혈맥이 연결되고 호흡이 따라 움직이니, 그 어미의 기쁘고 성내는 것이

---

[240] 석인본에는 맥脉으로 표기되어 있다.

자식의 성정이 되고, 보고 듣는 것이 자식의 총명이 되고, 차고 덥게 느끼는 것이 자식의 기후가 되고, 마시고 먹는 것이 자식의 살이 되니, 어머니 된 자가 어찌 삼가지 않을 수 있겠는가?

腹猶言懷也 候節候也 以言氣之往來也 ■總結上文十三節

'복腹'은 품는다는 것과 같다. '후候'는 절후이니 기가 가고 오는 것을 말하는 것이다. ■윗 글 13절을 총괄하여 매듭지었다.

右第四章 胎敎之法

오른편의 제4장은 태교의 방법이다.

제5장 태교의 근본은 바른 마음을 갖추는데 힘쓰는 것이다
제1절

不知胎敎 不足以爲人母 必也正心乎 正心有術 謹其見聞 謹其坐立 謹其寢食 無襍焉則可矣 無襍之功 裕能正心 猶在謹之而已

태교를 알지 못하면 어머니 될 자격이 없다. 반드시 마음을 바르게 해야 한다. 마음 바르게 하는데 길이 있으니 보고 듣는 것을 삼가고, 앉고 서는 것을 삼가고, 자고 먹는 것을 삼가 하여 한결같이 하면 된다. 한결같이 하는 노력이 넉넉하면 마음을 바르게 할 수 있지만, 그럼에도 불구하고 여전히 (마음을 바르게 하는 요체는) 삼가는 것에 있을 뿐이다.

術路也 襍謂不一也 裕優也 蓋言無襍 則優足以正心 其功之大如此 猶不過謹之一字也 ■此節 言胎敎之要

'술術'은 길이다. '잡襍'은 한결같지 않은 것을 이른다. '유裕'는 넉넉한 것이다. 대개 한결같으면 마음을 바르게 하기에 충분하여 그 공이 이와 같이 크다고 하지만, 오히려 '근謹'이라는 한 글자에 불과하다. ■이 절은 태교의 요지를 말하였다.

제2절

寧憚十月之勞 以不肖其子 而自爲小人之母乎 曷不强十月之功 以賢其子 而自爲君子之母乎 此二者 胎敎之所由立也 古之聖人 亦豈大異於人者 去取於斯二者而已矣 大學曰 心誠求之 雖不中 不遠矣 未有學養子而后 嫁者也

어찌 10개월의 노고를 꺼려 그 자식을 불초하게 하고 스스로 소인의 어머니가 될 것인가? 어찌 10개월의 공부에 힘써 그 자식을 현명하게 하고 스스로 군자의 어머니가 되지 않겠는가? 이 두 가지(차이점)가 태교가 필요한 까닭이다. 옛날의 성인이 또한 어찌 다른 사람들과 크게 다르겠는가! 이 두 가지에서 버리고 취하신 것일 뿐이다. 『대학』에서 말하기를 "마음이 진실로 구하면 비록 딱 맞지 않더라고 멀지 않을 것이다. 자식 기르는 법을 배운 이후에 결혼하는 사람은 있지 않다."[241]라고 하였다.

寧猶豈也 憚患之也 强勉强也 功猶言工夫也 去取猶

---

[241] 『대학大學』 전傳 9장章의 문장이다.

言取舍也 大學舊禮記篇名 今爲別書 誠實也 言若以實
心求之 庶幾得其道也 ■此節 難之而使自求

'녕寧'은 '어찌'와 같다. '탄憚'은 꺼린다는 것이다. '강强'은 힘
쓴다는 것이다. '공功'은 공부를 말한다. '거취去取'는 취하고
버리는 것을 말한다. 『대학』은 옛 『예기』의 편명이나, 지금은
따로 책으로 만들었다. '성誠'은 성실한 것으로, 만약 성실한
마음으로 어떤 것을 구한다면 거의 그 도를 얻을 수 있음을
말한 것이다. ■이 절은 (태교를 하지 않는 것을) 비판하고 스
스로 구하게 한 것이다.

제3절

爲母而不養胎者 未聞胎敎也 聞而不行者 畫也 天下之
物 成於强 隳於畫 豈有强而不成之物也 豈有畫而不隳
之物也 强之斯成矣 下愚無難事矣 畫之斯隳矣 上智
無易事矣 爲母者 可不務胎敎乎 詩曰 借曰未知 亦旣
抱子

어머니가 되어서 태를 기르지 않는 사람은 태교를 듣지 못한
것이고, 듣고서도 행하지 않은 사람은 (스스로) 한계를 지은
것이다. 천하의 모든 일은 힘쓰면 이루어지고 한계 지으면 무
너지는 것이니, 어찌 힘쓰고도 이루어지지 않는 사물이 있으

며, 어찌 한계 짓고서 그릇되지 않는 일이 있겠는가? 힘써하면 이루어지는 것이니 어리석은 사람이라도 어려운 일이 없고, 한계 지으면 어그러지는 것이니 슬기로운 사람이라도 쉬운 일은 없다. (그러하니) 어머니 될 사람이 태교에 힘쓰지 않으면 되겠는가? 『시경』에 이르기를 "가령 알지 못한다고 하였으나 또한 이미 자식을 안았다."고 하였다.

畫猶論語今女畫之畫 自限不進也 物亦事也 隳毁也 務用力也 詩大雅抑之篇 借假也 言[242]假使曰汝未有知識 汝旣長大而抱子 宜有知矣 ■此節 承上言求則得之

'획畫'은 『논어』의 '금녀획今女畫[지금 네가 한계를 지었다]'[243]의 획과 같으니, 스스로 한계지어서 나아가지 못하는 것이다. '물物'은 또한 일이다. '휴隳'는 헐어 무너뜨리는 것이다. '무務'는 힘을 쓰는 것이다. '시詩'는 『시경』「대아」〈억〉편이다. '차借'는 가령이라는 뜻이니, "가령 네가 아직 지식이 있지 않다고 하더라도, 네가 이미 커서 자식을 안았으니 마땅히 앎이

---

[242] 석인본에는 언言 대신 역亦으로 표기되어 있다.
[243] 『논어論語』「옹야雍也」편 제12장: 子曰 力不足者 中道而廢 今女畫 [공자께서 말씀하셨다. "힘이 부족한 자는 중도에서 멈춘다. 지금 너는 스스로 한계지은 것이다."]

있을 것이다."[244]라고 말한 것이다. ■이 절은 윗글을 이어서 구하면 얻는다는 것을 말하였다.

| 右第五章以下 襍論胎敎 ■此章 反覆勸人 使行胎敎

오른편의 제5장 이하는 태교를 여러 가지로 논하였다. ■이 장은 반복하여 사람들에게 태교를 행하도록 권하고 있다.

[244] 이 부분은 『시경詩經』「대아大雅」〈억抑〉편의 '借曰未知 亦旣抱子' 구절에 대하여 주자朱子가 부연 설명한 해석이다.

제6장 양태養胎는 부모의 중요한 의무이다

養胎不謹 豈惟子之不才哉 其形也不全 疾也孔多 又從而隳245胎難産 雖生而短折 誠由於胎之失養 其敢曰我不知也 書曰 天作孼 猶可違 自作孼 不可逭

태 기르는 것을 삼가지 않으면 어찌 자식의 재질이 나쁜 것뿐이겠는가? 그 형태도 온전하지 못하고, 질병도 매우 많을 것이며, 또한 태가 떨어지고 해산도 어려울 것이며, 비록 태어나도 요절할 것이니, 진실로 태 기름을 잘못한 것에서 말미암은 것이다. 감히 나는 알지 못하였다고 할 수 있겠는가? 『서경』에서 말하기를 "하늘이 내린 재앙은 피할 수 있지만, 스스로 만든 재앙은 도망갈 수 없다."고 하였다.

形不全謂殘缺不成形也 疾病 孔甚也 短折橫夭也 誠信也 我不知猶言非我之罪也 書商書太甲之篇 孼災 違避 逭逃也 言天降災禍 猶可修德而避之 身旣失德而致之 則又安所逃乎

'형부전形不全'은 모자라고 결함이 있어 형체를 이루지 못함

---

245 석인본에는 惰隳로 표기되어 있다.

을 이른다. '질疾'은 병이고, '공孔'은 심하다는 것이다. '단절短折'은 횡사하거나 요절하는 것이다. '성誠'은 '진실로'라는 뜻이다. '아부지我不知'는 나의 죄가 아니라고 말하는 것과 같다. '서書'는 (『서경』의) 「상서」〈태갑〉편이다. '얼孼'은 재앙이고, '위違'는 피하는 것이며, '환逭'은 도망가는 것이다. 말하자면 하늘이 내린 재앙은 오히려 덕을 닦아 피할 수 있지만, 자신이 덕을 잃어 재앙을 이르게 하면 또한 어찌 도망칠 수 있겠는가 하는 것이다.

右第六章 ■此章 極言不行胎敎之害

오른편은 제6장이다. ■이 장은 태교하지 않은 해로움을 극진히 말하였다.

제7장 임신부의 바르지 않은 마음을 경계한다
제1절

今之姙子之家 致瞽人巫女 符呪祈禳 又作佛事 舍施僧尼 殊不知邪僻之念 作而逆氣應之 逆氣成象 而罔攸吉也

요즘 아이를 임신한 집에서 소경과 무당을 불러 부적 쓰고 주술 하고 재앙은 물러가고 복이 오라고 빌게하며, 또 불사를 하고 스님에게 시주를 하는데, 사특하고 편벽된 생각이 일어나면 거스른 기운이 응하고, 거스른 기운이 형상을 이루면 길할 것이 없음을 특히 알지 못한 것이다.

致致之也 瞽則書符誦呪 巫則祈福禳災 佛事發願功果之類 舍施者舍己財 而施之佛也 男曰僧 女曰尼 三者之術 皆不見其實效 而猶且惑之 所謂邪僻之念也 作起也 逆氣者 理之所舛 而氣不由其順也 罔無之甚也 攸所也 ■此節 戒惑邪術

'치致'는 부른다는 것이다. '고瞽'는 부적을 쓰고 주술을 외우는 것이고, '무巫'는 복을 빌고 재앙을 물리치는 것이다. '불사佛事'는 소원을 빌고 공을 들이는 것이다. '사시舍施'라는 것은 자신의 재물을 내주어 부처에게 바치는 것이다. 남자는

'승僧'이라 하고 여자는 '니尼'라고 한다. 세 가지의 방법은 모두 그 실효를 보지 못하고 도리어 또한 미혹된 것이니, 이른바 사특하고 편벽된 생각이다. '작作'은 일어난다는 것이다. '역기逆氣'라는 것은 이치가 어그러지고, 기가 순하지 못함에 말미암은 것이다. '망罔'은 없는 것이 심한 것이다. '유攸'는 '-것, -한 바'이다. ■이 절은 사술에 혹하는 것을 경계한 것이다.

제2절

性妒之人 忌衆妾有子 或一室兩姙婦 姒娣之間 亦未相容 持心如此 豈有生子而才且壽者 吾心之天也 心善而天命善 天命善而及于孫子[246] 詩曰 豈弟君子 求福不回

성품이 시샘하는 사람은 여러 첩들이 자식 있음을 꺼리고, 혹 한 집안에 두 명의 임신부가 있으면 손윗동서와 손아랫동서 사이에도 또한 서로 용납하지 못한다. 마음가짐이 이와 같으면 어찌 자식을 낳아도 재주 있고 오래 살 수 있겠는가?

---

[246] 석인본에는 자손子孫으로 되어 있다. 문맥상 수고본의 손자孫子보다는 자손子孫이 어울린다.

내 마음이 하늘이니, 마음이 선하면 하늘의 명도 선하고, 하늘의 명이 선하면 자손에게 미친다.『시경』에 이르기를 "즐겁고 편안한 군자여, 복을 구함에 사특하지 않다."고 하였다.

性指氣質之性 爾雅 長婦謂稚婦爲娣婦 娣婦謂長婦爲姒婦 持心猶言處心也 吾指姙婦而言也 吾心之天猶言吾之心天也 吾之心 本受於天命 而天命旣善 故心善則理順 理順則和氣應之 而生子才且壽也 詩大雅旱麓之篇 豈弟[247]樂易也 回邪也 言君子之[248]所以求福 乃無邪回也 一有邪回之心 則福不可求矣 ■此節 戒存邪心

성은 기질지성을 가리킨다.『이아』에 "나이 많은 동서가 나이 어린 동서를 일러 '제부娣婦'라하고 제부가 나이 많은 동서를 일러 '사부姒婦'라 한다."고 하였다. '지심持心'은 마음을 어떻게 두는가를 말하는 것과 같다. '오吾'는 임부를 가리켜 말한 것이다. '오심지천吾心之天'은 나의 마음이 하늘이라는 말과 같다. 나의 마음은 본래 천명으로 받았고, 천명은 이미 선하다. 그래서 마음이 선하면 (내 마음의 본성의) 리理가 (하늘의 명에) 순응하고, 리가 순응하면 조화로운 기가 응하여,

---

247 '豈弟(개제)'는 개제愷悌와 같다.
248 석인본에는 이以로 표기되어 있으나, 이以보다는 지之가 옳다.

자식을 낳으면 재주 있고 오래 사는 것이다. '시詩'는 「대아」〈한녹〉편이다. '개제豈弟'는 즐겁고 편안한 것이다. '회回'는 바르지 않은 것이다. 군자가 복을 구하는 방법은 바르지 않음이 없는 것이니, 조금이라도 바르지 않은 마음이 있으면 복을 구할 수 없음을 말한 것이다. ■이 절은 사특한 마음을 먹는 것을 경계한 것이다.

右第七章 ■此章 戒人之以媚神拘忌 爲有益於胎

오른편은 제7장이다. ■이 장은 임부가 귀신에게 아첨하고 잘못된 금기를 지키는 것이 태아에게 유익하다고 여기는 것을 경계한 것이다.

제8장 태胎 기름의 효과는 명백하다
제1절

醫人有言曰 母得寒 兒[249]俱寒 母得熱 兒俱熱 知此理也 子之在母 猶[250]瓜之在蔓 潤燥生熟 乃其根之灌若不灌也 吾未見母身不攝 而胎能養 胎不得養 而子能才且壽者也

어떤 의원이 말하기를 "어머니가 추우면 태아도 함께 춥고, 어머니가 더우면 태아도 함께 덥다."고 하였다. 이 이치를 알면 자식의 어머니와의 관계는 오이 열매가 덩굴과의 관계에 있어서, 윤기 있거나 마르거나 설고 익음이 그 뿌리에 물을 대줌과 물대주지 않음에 달려있는 것과 같다. 나는 어머니가 자신의 몸을 보살피지 못하는 데도 태를 능히 기르고, 태를 잘 길러내지 못하면서도 자식이 재주 있고 오래 사는 자를 보지 못했다.

---

[249] 석인본에는 구俱로 되어 있는데 잘못 표기된 것으로 보인다. 아兒가 맞다.
[250] '猶(유)'는 석인본에는 있으나 수고본에는 보이지 않는다. 본문은 수고본을 저본으로 하고 있으나 앞뒤의 문맥상 '유猶' 자字가 빠지면 해석이 매끄럽지 않으므로 본문에 '유猶' 자字를 넣었다.

醫人朱丹溪也 母得寒以下十二字 出格致餘論 寒熱俱
指病證而言也 蔓謂瓜之蔓也 潤燥生熟指瓜而言也 灌
以水注地也 若猶言與也 養謂養之之道 ■此節 言養
胎之所當然

'의인醫人'은 주단계[251]이다. '모득한母得寒' 이하 열두 글자는
『격치여론』[252]에서 나온 것이다. '한열寒熱'은 모두 병증을 가
리켜 말한 것이다. '만蔓'은 오이의 넝쿨이다. '윤조생숙潤燥生
熟'은 오이를 가리켜 말한 것이다. '관灌'은 물을 땅에 주는
것이다. '약若'은 '-와'로 말하는 것과 같다. '양養'은 태를 기
르는 도를 말한다. ■이 절은 태 기름을 마땅히 해야 하는
이유에 대하여 말하였다.

제2절

孿[253]子 面貌必同 良由胎之養同也 一邦之人 習尙相近

---

[251] 원元나라 사람 주진형朱震亨으로, 호號가 단계丹溪이다.
[252] 『격치여론格致餘論』은 1347년 주진형朱震亨이 지은 의서醫書이다. 그는 사람의 몸은 항상 양기가 남고 음기가 모자라기 때문에 음기를 보충해서 치료해야 한다고 주장하였다.(출처: 바이두)
[253] 본 문장(수고본)의 '孿(련)'은 석인본에 모두 산孿으로 되어 있다.

養胎之食物爲敎也 一代之人 禀²⁵⁴格相近 養胎之見聞
爲敎也 此三者 胎敎之所由見也 君子旣見胎敎之如是
其皦 而猶不行焉 吾未之知也

쌍둥이의 얼굴이 반드시 같은 것은 진실로 태의 기름이 같
은 데서 말미암은 것이고, 한 고을 사람의 풍습을 숭상하는
것이 서로 비슷한 것은 태를 기른 음식이 그리한 것이며, 한
세대 사람의 품격이 서로 비슷한 것은 태를 기를 때 보고 들
은 것이 그리한 것이다. 이 세 가지는 태교로 말미암은 것을
드러내 보인 것이니, 군자²⁵⁵들이 태교가 이와 같이 그 (효과
의) 명백함이 있음을 보고도 오히려 행하지 않으니, 나는
(그 이유를) 알지 못하겠다.

孿雙生也 戰國策曰 孿子之相似 唯其母知之 良信也
邦邑也 習尙謂習俗之所尙 如晉魏儉嗇 燕趙悲慨是也
食物姙婦所食之物 爲敎言自然之效 有如胎敎也 一代
一時也 禀格謂所禀之氣格 如西漢重厚東晉淸虛是也
見聞姙婦之所見所聞也 所由見言始徵於此三者也 皦
明白貌 曰未之知者恠之也 ■此節 言養胎之所已然 又

---

²⁵⁴ 석인본에는 품품으로 표기되어 있다.
²⁵⁵ 여기서의 '君子(군자)'는 남편과 부인들을 모두 가리킨다.

歎其不行

'련孿'은 쌍둥이이다. 『전국책』²⁵⁶에 말하기를 "쌍둥이의 얼굴이 비슷하여 오직 그 어머니만 분간할 수 있다."고 하였다. '량良'은 '진실로'라는 뜻이다. '방邦'은 한 고을이다. '습상習尙'은 관습과 풍속을 숭상하는 것을 이르니, 진나라와 위나라가 검소하면서 인색하고, 연나라와 조나라가 비분강개하는 것과 같은 것이다. '식물食物'은 임신부가 먹는 음식이다. '위교爲敎'는 자연스러운 효과가 태교한 것과 같음이 있는 것을 말한다. '일대一代'는 한 시대이다. '품격稟格'은 품부 받은 기질과 인격을 이르니, 서한 사람은 중후하고 동진 사람은 맑고 욕심 없는 것과 같은 것이다. '견문見聞'은 임신부가 보고 들은 것이다. '소유현所由見'은 이 세 가지에서 비로소 증명됨을 말한 것이다. '교皦'는 명백한 모습이다. '미지지未之知'라고 말한 것은 괴이하게 여긴 것이다. ■이 절은 태 기르는 것이 이미 그러한 것을 말하고, 그것(태교)이 행하여지지 않음을 탄식하였다.

右第八章 ■此章 襍引以證胎敎之理 申明第二章之意

---

²⁵⁶ 중국 전한前漢시대의 유향劉向이 전국시대戰國時代의 수많은 전략가들의 정치, 군사, 외교 등 책략을 모아 편찬한 책이다.

오른편은 제8장이다. ■이 장은 여러 가지를 인용하여 태교의 이치를 증명하고, 거듭 제2장의 뜻을 밝혔다.

제9장 태임과 읍강이 행한 태교의 실제이다

胎之不教 其惟周之末廢也 昔者胎敎之道 書之玉版 藏之金櫃 置之宗廟 以爲後世戒 故太任娠文王 目不視邪色 耳不聽淫聲 口不出敖言 生文王而明聖 太任敎之 以一而識百 卒爲周宗 邑姜妊成王於身 立而不跛 坐而不蹉 獨處而不踞 雖怒而不詈 胎教之謂也

태를 가르치지 않은 것은 주나라 말기의 폐단이다. 옛날에는 태교의 도를 옥판에 써서 금궤에 보관하고 종묘에 그것을 두어 후세의 경계로 삼았다. 그러므로 태임이 문왕[257]을 임신하여 눈으로 사특한 색을 보지 않고, 귀로 음란한 소리를 듣지 않고, 입으로 오만한 말을 하지 않고, 문왕을 낳으니 밝고 성스러우며, 태임이 하나를 가르치면 열을 알아 마침내 주나라의 종조가 되었다. 읍강은 몸에 성왕[258]을 임신하고서 서 있을 때 한 발로 서지 않고, 앉을 때 기울어지지 않으며, 홀로

[257] 문왕은 중국 주周(B.C.111-256)나라의 창건자인 무왕武王의 아버지로 이름은 창昌이다. 아들 무왕이 주나라를 세울 수 있도록 기반을 닦아 주었다. 고대의 이상적인 성인군주의 전형으로 꼽힌다.(출처: 표준국어대사전)
[258] 성왕은 중국 주나라의 제2대 왕으로 이름은 송誦이다. 어려서 즉위하였기 때문에 처음에는 숙부 주공단周公旦이 섭정하였으나, 후에 소공召公, 필공畢公 등의 보좌를 받아 주나라의 기초를 쌓았다.(출처: 표준국어대사전)

있을 때도 쪼그려 앉지 않았으며, 비록 성이 나도 꾸짖지 않았으니, 태교를 이른 것이다.

按內則 妻將生子 及月辰 居側室 夫使人日再問之 作而自問之 妻不敢見 使姆衣服而對[259] 是知春秋之時 猶有胎教餘意也 又按孟子母曰 吾聞[260]古有胎教 今適有知[261]而欺之不信也 是知戰國之世 已無胎教也 道法也 所謂玉版金櫃之書 今略見大戴禮保傅篇中 太任娠文王以下三十九字 列女傳文 太任文王母 任姓 摯國女也 敖言不孫[262]之言也 敎一識百生知之至也 卒終也 祭法有祖有宗 而周人以九月宗祀文王於明堂 故曰周宗 邑姜成王母 姜姓 太公女也 姙成王以下二十八字 亦大戴禮文 跛蹇 蹉跌 皆喻其偏傾[263]不正之貌

「내칙」을 살펴보면 "아내가 장차 아기를 낳으려 하는 그 해산달에 이르면 측실에 거처하게 하는데, 남편은 사람으로 하여

---

[259] 석인본에는 대待로 표기되어 있다. 「내칙」 본문은 수고본과 같이 대對로 되어 있다.
[260] 석인본에는 문問으로 표기되어 있다.
[261] 석인본에는 지之로 되어 있다.
[262] '孫(손)'은 손遜과 뜻이 통通한다.
[263] 석인본에는 경편傾偏으로 되어 있다.

금 날마다 두어 번 묻고 산기가 있으면 남편이 스스로 아내의 상태를 묻는데, 아내는 감히 남편을 보지 않고 유모로 하여금 의복을 갖추고 나서 대답하게 한다."고 하였다. 이것으로 춘추시대에도 오히려 태교의 남은 뜻이 있었음을 알 수 있다. 또 맹자의 어머니가 "내가 들으니 옛날에 태교가 있었으니 지금도 마땅히 있어야 하지만 업신여기고 믿지 않는다."라고 말한 것을 살펴보면, 이것으로 전국시대에 이미 태교가 없어졌음을 알 수 있다. '도道'는 법이다. 이른바 옥판과 금궤의 글은 지금 대략 『대대례기』[264] 「보부」[265]편에 보인다. '태임신문왕太任娠文王' 이하 서른아홉 글자는 『열녀전』의 글이다. '태임太任'은 문왕의 어머니로, '임任'은 성이고 지국의 여자이다. '오언敖言'은 불손한 말이다. '교일식백教一識百[하나를 가르치면 백 가지를 안다]'은 타고난 지혜로운 자 중의 지극함이다. '졸卒'은 '마침내'라는 뜻이다. 「제법」[266]에 '조祖'와 '종宗'이 있는데 주나라 사람들이 9월에 명당[267]에서 문왕에게 종으로

---

[264] 『대대례기大戴禮記』는 동한東漢 중기 대덕戴德이 편찬한 것으로 원래 85편이었으나 지금은 단지 39편만 전해진다.
[265] 고대古代에 천자와 제후의 자제를 가르치고 이끌어 주던 관원의 명칭으로 태보太保, 태부太傳 등이 있다.
[266] 「제법祭法」은 『예기禮記』의 편명이다.
[267] '明堂(명당)'은 고대 제왕이 건립하던 가장 성대하고 중요한 건물로써, 제후들에게 조회를 받거나 정령을 발표하고, 하늘과 조종祖宗에게 제사를 지내는

써 제사 지내므로 주종이라고 하였다.[268] '읍강邑姜'은 성왕의 어머니로 '강姜'은 성이고, 강태공의 딸이다. '임성왕姙成王' 이하 스물여덟 글자도 또한 『대대례기』의 글이다. '파跛'는 절름발이이며, '차蹉'는 넘어지는 것이니, 모두 기울어지고 바르지 않은 모습을 비유한 것이다.

| 右第九章 ■此章 引古人已行之事 以實一篇之旨

오른편은 제9장이다. ■이 장은 옛 사람이 이미 행한 일을 인용하여 한 편의 뜻을 밝혔다.

곳이다. 그러나 지금은 주로 풍수적인 용어로 사용되고 있다.
[268] 『효경孝經』「성치聖治」편에 "옛날에 주공이 후직에게 교郊제사를 지내서 하늘에 짝하게 하고, 문왕을 명당에서 종宗으로 제사를 지내 상제와 나란히 했다.[昔者周公郊祀 后稷以配天 宗祀文王於明堂 以配上帝]"는 글이 있다.

제10장 자식 가르침에 태교보다 우선하는 것은 없다

胎敎曰 素成 爲子孫 婚妻嫁女 必擇孝悌 世世有行義者 君子之敎 莫先於素成 而其責乃在於婦人 故賢者擇之 不肖者敎之 所以爲子孫慮也 苟不達聖人道者 其孰能與之

「태교」에 말하기를 "바탕을 이루는 것(태교)은 자손을 위한 것이니, 아내와 혼인하고 딸을 시집보낼 때, 반드시 효도하고 공손한 사람과 대대로 옳은 일을 행한 가문의 사람을 택하여야 한다."고 하였다. 군자의 가르침은 바탕을 이루는 것보다 우선하는 것이 없고, 그 책임은 부인에게 있다. 그러므로 현명한 사람을 택하고 불초한 사람을 가르치는 것은 자손을 염려하기 때문이다. 진실로 성인의 도에 도달하지 못한 사람이라면 누가 능히 이것을 할 수 있겠는가?

胎敎賈氏新書篇名 素成以下十九字是其文 而亦本大戴禮 素成素有所成 指胎敎也 世世指彼家先世也 責職任也 賢不肖皆指婦人而言也 擇娶賢婦人 所以任胎敎 而若不得賢者則又當敎之 使行胎敎 故此書之不得不作 蓋以是也

'태교胎敎'는 가의가 지은 『신서』의 편명이다. '소성素成' 이하 열아홉 글자는 그 문장이고, 또한 『대대례기』에 근본 한다. '소성素成'은 바탕이 이룬 바가 있는 것이니, 태교를 가리킨 것이다. '세세世世'는 가문의 앞 세대를 가리킨다. '책責'은 맡은 임무이다. '현賢'과 '불초不肖'는 모두 부인을 가리켜 말한 것이다. 현명한 부인을 택하여 결혼하는 것은 태교를 맡기기 위함이고, 만약 현명한 부인을 얻지 못하면 또 마땅히 그를 가르쳐 태교를 행하도록 하여야 한다. 그러므로 이 책을 부득이 짓지 않을 수 없었다. 이것으로 마친다.

右第十章 推言胎敎之本 ■此章 乃責丈夫 使敎[269]婦人 因而極贊之

오른편은 제10장으로 태교의 근본을 미루어 말한 것이다. ■이 장은 곧 남편에게 책임을 지워 부인을 가르치게 하고, 인하여 그를 극진히 돕도록 한 것이다.

---

[269] 석인본에는 교敎 자가 빠져 있다.

발문
跋 文

유희柳僖 발문跋文

母氏在室 習經讀 我外王考曰 觀古名儒 母無無文者 吾且聽汝及歸我家 裒取前哲 起居飮食諸節曁醫書 孕婦禁忌 末附經傳可敎孺[270]子句語 解以諺文 成一冊子 爲勿忘之工 我先君[271] 手題卷目 曰敎子輯要

어머니가 시집 오시기 전에 늘 경서를 읽으시니 우리 돌아가신 외할아버지께서 말씀하시기를 "옛 이름 있는 선비들을 보면 어머니가 문장에 뛰어나지 않은 분이 없었다."고 하셨다. 또한 내가 듣기에 어머니께서 우리 집에 시집오셔서 옛날 성현들의 기거, 음식, 모든 예절 및 의서에서 임신부의 금기를 모으시고, 말미에 경전에서 어린이를 가르칠만한 글귀를 붙

---

270 석인본에는 유儒로 되어 있으나 유孺로 표기하는 것이 옳다.
271 석인본에는 아선군자我先君子로 '자子' 자字가 더 표기되어 있다.

여, 한글로 풀이하여 한 권의 책자를 만드셨는데, 그 공부를 잊지 않게 하기 위하여 나의 아버지께서 손수 책의 제목을 『교자집요』라고 하셨다.

旣育不肖等四男女 冊子遂如得魚之筌 二十有餘歲 復出四姊箱中 母氏歎曰 此書要以自省 初非以貽後 旣偶存到爾手 定不毁棄 夫養蒙聖功 自三日咳名[272]以下 備見傳記 無庸吾更添 獨腹中一敎 古有其事 今無其文 已累千年 巾幗家曷從自覺以[273]行之 宜生才不逮古昔 無徒氣化尤也 吾自恨女子 無以致讀書 益更恐負先人意 嘗試之胎敎 凡四度果 爾曺[274]形氣無大蠡 此書傳于家 豈不亦有助 於是削去末附 只取養胎節目 反復[275]發明 務牖[276]世迷 命之曰新記 以補少儀內則舊闕也

[272] 『예기禮記』「내칙內則」의 "태어난 지 삼 개월째 되는 달의 말에 길일을 택하여 머리털을 깎아 타발을 만들되… 아버지가 아기의 오른손을 잡고 웃음을 지으면서 아기의 이름을 지어준다.[三月之末 擇日翦髮爲鬐… 父執子之右手 咳而名之]"를 참고한 것이다. 따라서 본문의 '三日(삼일)'은 삼월三月의 오자誤字로 보인다.
[273] 석인본에는 이而로 표기되어 있다.
[274] 석인본에는 조遭로 표기되어 있다.
[275] 석인본에는 복覆으로 표기되어 있다.
[276] 석인본에는 용庸으로 표기되어 있다.

부족하고 못난 나를 비롯한 네 자녀를 기르시고 나니, 책자가 마침내 고기를 잡고 난 통발처럼 방치되었다가, 20여 년이 지나서 넷째 누이의 상자 속에서 다시 나왔다. 어머님께서 그 책을 보시고 탄식하시면서 다음과 같이 말씀하셨다. "이 책은 스스로 성찰하기 위한 것이고, 처음에는 후세에 전하려는 것이 아니었는데, 이미 우연히 너의 손에 이르게 되었으니 정말로 훼손하여 버릴 수 없게 되었구나! 아이를 바르게 길러 성인이 되게 하는 방법과 아이가 태어나 3개월이 되면 웃으면서 이름을 지어주는 방법 등은 갖추어져 기록이 전해지는 것을 볼 수 있으니, 내가 첨가할 말이 없다. 오직 배 속에서 하는 가르침은 옛날에는 있었으나 지금은 그 글이 없어진 지 이미 몇천 년이 되었으니 부인들이 어찌 스스로 깨달아 태교를 행하겠는가? 마땅히 타고난 재질이 옛 사람들에 미치지 못하는 것이지 단지 기의 운행 변화가 잘못된 것은 아니다. 나는 스스로 여자이기 때문에 독서에 치중할 수 없음을 한탄하였고, 더욱이 선인들의 뜻에 어긋날까 두려웠는데, 일찍이 시험 삼아 태교를 해보았더니 네 번 모두 성과가 있어서 너희들의 형체와 기질이 크게 어그러짐이 없었다. 이 책을 집안에 전함이 어찌 크게 도움이 되지 않겠는가? 이에 말미에 붙은 것을 삭제하고, 단지 태를 기르는 절목만을 취하여 반복해서 명확하게 밝혀 세상 사람들의 의혹을 일깨우는데 힘쓴다는 바램에서, 『신기』라 명명하고 「소의」와 「내칙」에 빠진 것을 보충하였다."

篇完後一年 不肖節章句 釋音義 適于母氏劬勞日[277]斷筆 亦异[278]哉 謹語一語尾之曰 嗚呼 觀此書然後 知儆[279]爲自賊者爾 人但有善性 猶君子責使其充 況氣質未始不粹乎

책이 완성된 후 1년 동안 불초한 내가 장과 구로 나누고 음과 뜻을 해석하였는데, 마침 어머니가 나를 낳으신 날에 맞추어 붓을 놓게 되었으니, 이 또한 기이한 일이다. 삼가 한 마디 말을 덧붙인다면, 오호라! 이 책을 본 후에 나는 나 스스로를 해친 사람임을 알았다. 사람이 단지 선한 성품만 있어도 오히려 군자들은 그것에 충실하기를 힘쓰는데, 하물며 기질이 애초부터 순수하지 않음이 없는 사람에 있어서야![280]

---

[277] '劬勞日(구로일)'은 자기自己를 낳아 키우기에 고생한 부모父母의 은혜恩惠를 생각하여 자기自己의 생일을 이르는 말이다.
[278] 석인본에는 이異로 되어 있다.
[279] '儆(경)'은 유희柳僖 선생의 초명初名이다.
[280] 본성과 기질이 태교로 인하여 훌륭히 태어났는데도 불구하고 자신이 뛰어난 사람이 되지 못함을 겸양하여 한탄한 말이다.

此書卽儆厥初受也 爲敎十月如是其摯 儆在孩提[281]不無少异[282] 及孤以還 狼狽[283]焉 顚覆[284]焉 一至今日焉

이 책은 곧 내가 그 처음으로 태교의 혜택을 받은 것이다. 열 달 태교를 이와 같이 지극하게 하시어, 내가 어렸을 적에는 다른 사람과 조금 다른 점이 있었으나, 아버지 돌아가시고 홀로 되어서 다시 낭패하고 경황이 없이 곧장 지금에 이르게 되었다.

今日鹵莽 豈由我父母 迺由儆自賊者 爾由儆自賊者[285] 晦盡我父母勤勞 使世人 譏生子不肖 何我父母誣也 此此書不可不傳 庶觀者 閔[286]我父母菑無穫也

오늘날 (내가) 우둔하고 거친 것이 어찌 내 부모로부터 말미

---

[281] '孩提(해제)'는 2-3세의 어린아이를 가리키는 말로 부모의 손을 잡고 다닌다고 하여 해제라 한다.
[282] 석인본에는 이異로 되어 있다.
[283] '狼狽(낭패)'는 전설 속에 나오는 이리와 비슷한 모양의 동물이름이다. 낭狼은 앞다리가 길고 뒷다리가 짧고, 패狽는 앞다리가 짧고 뒷다리가 매우 길어서 서로 의지하지 않고서는 움직일 수 없다. 그러므로 서로 뜻이 안 맞으면 아무 것도 할 수 없는 딱한 상황을 가리킨 말이다.
[284] '顚覆(전복)'은 뒤집어지고 넘어지는 아주 곤란한 상황을 지칭한다.
[285] '爾由儆自賊者(이유경자적자)' 문장은 석인본에는 빠져 있다.
[286] 석인본에는 민憫으로 표기되어 있다.

암았겠는가. 이는 곧 내가 스스로를 해쳤기 때문이다. 내 부모님께서 부지런히 힘쓴 것을 어둡게 하고 사라지게 하여, 세상 사람들로 하여금 낳은 자식이 불초하다고 나무라게 하였으나, 어찌 내가 나의 부모를 속이겠는가? 이것이 이 책을 가히 전하지 않을 수 없는 까닭이다. 바라건대 (이 책을) 보는 사람들은 우리 부모가 헛수고(밭을 갈지 않고 묵혀서 거둔 것이 없음을 가련하게)만 하였음을 불쌍히 여기소서!

元年[287] 辛酉三月二十七日 癸卯 不肖儆謹識

원년 신유년(1801), 3월 27일 계묘에 불초 경이 삼가 씁니다.

---

[287] 석인본에는 순묘원년純廟元年으로 되어 있다.

큰 딸 발문跋文

大대凡범 사람 가라침이 術슐이 만흐니 童동蒙몽으로붓허 長장成셩함에 이라기에 안흐로 賢현父부兄형의 教교導도 와 밧그로 嚴엄師사友우의 有유益익함이 無무非비變변化 화氣긔質질하야 君군子자의 地디位위에 이라게 함이로대 至지於어胎태教교之지方방은 周쥬之지太태任임이 겨오 하 나이시라 大대抵뎌受슈胎태后후로붓허 子자息식의 知지覺 각運운動동과 呼호吸흡喘텬息식과 飢긔飽포寒한暖난等등 事사ㅣ라도 다 어미랄따라 性셩稟품을 이루나니 그런즉 胎태中즁에 가라티난배 엇디 可가히 一일篇편書셔ㅣ 업 아리오 是시故고로 우리 慈자闈위ㅣ 博박通통經경史사하 시고 採채摭쳑羣군書셔하샤 至지於어豎의鑑감俗속說셜이 라도 바리디 아니시니 이글이 한 번 나메 天텬下하에 懷 회姙임한 女녀子자ㅣ 子자息식을 生생育육하야 疲피癃륭殘

잔疾질을 免면하고 聰총明명睿예知지가 더하리니 어미 노릇한 줄을 비로소 알띠라 其기功공이 읏긔小쇼哉재아 이난 慈자闈위ㅣ 우리 四사男남女녀의 試시驗험하샤 耳이目목口구鼻비의 未미成셩함이 업사니 이가 그 効효驗험이라 내 말이 엇디 私사私사하리오 高고明명하신 識식見견이 실로 사람의 아지못하난 일알 알게 하심이니 보난 者쟈ㅣ 맛당히 鑑감法법할띤져 歲셰庚경午오秋츄七칠月월旣긔望망에 不불肖초長쟝女녀난 謹근跋발하노라

대체로 사람을 가르치는 방법이 많으니, 어린아이로부터 장성한 사람에 이르기까지 안으로는 어진 아버지와 형이 가르쳐 인도하고 밖으로는 엄한 스승과 벗의 유익함으로 기질을 변화시켜서 군자에 이르게 하는 것이다. (그러나 지금까지) 태교의 방법에 있어서는 주나라의 태임 겨우 하나뿐이다. 무릇 태를 받은 이후로부터 자식의 지각과 운동, 호흡과 천식, 배고프고 배부름, 추위와 더위 등의 일들은 모두 어미를 따라 성품을 이룬다. 그러므로 태중에 가르치는 것이 어찌 한 권의 책이 없겠는가?

이러한 까닭에 우리 어머니께서 경서經書와 사서史書에 널리 통하여 아시고 (이 책을 지음에) 여러 책에서 글을 뽑아서 가려내고, 의서를 참고하였으며, 속설도 버리지 않으셨다. 이

글이 한번 나와 세상에 아이를 임신한 여자들이 자식을 낳아 기르는데 기운이 쇠약하여 생기는 병과 몸에 장애가 남아 있는 것을 면하고, 총명예지聰明叡智[288]가 더하여 질 것이니 어머니 노릇한 줄을 비로소 알 것이다. 그 공이 어찌 작겠는가? 이런 까닭에 어머니께서 우리 사남매에게 시험하여 이목구비가 제대로 이루어지지 않은 것이 없으니 이것이 그 효험인 것이다. 내 말에 어찌 사사로운 것이 있겠는가? 고명하신 식견으로 사람이 알지 못하는 일을 알게 하셨으니, (이 책을) 보는 사람은 마땅히 본받기를 바란다. 경오년 (음력) 7월 16일에 불초한 큰 딸이 삼가 발문을 쓰다.

---

[288] 듣지 못한 것이 없고, 보지 못한 것이 없으며, 통하지 않은 것이 없고, 알지 못하는 것이 없다는 뜻으로, 성인聖人의 네 가지 덕德을 이르는 말이다.(출처: 네이버 한자사전)

작은 딸 발문 跋文

此차卷권인즉 우리 慈자闈위의 지으신베라 噫희라 우리 慈자闈위ㅣ 自자幼유로 織직紝임紡방績적之지暇가에 博박 通통經경史사하더시니 다시 大대道도에 뜻을 두샤 理리 氣긔性셩情졍의 學학을 넓이시고 房방外외書셔랄 求구티 아니시며 吟음詠영을 더욱 조화아니시니 크게 時시俗속 에 다름이 계신디라 至지於어著져述슐은 不불過과古고人 인의 糟조粕박이라하샤 또한 留유意의티 아니시대 特특別 별이 이랄 써두오심은 다만 몸소 試시驗험하신바로 女녀 婦부랄보이랴신 일이시나 이제 보건대 나갓한 不불肖초ㅣ 잇으니 셰상에 뉘ㅣ 胎태敎교로쎄 밋부다하리오 비록 그 르나 또한 그럿티아님이 잇으니 不불肖초等등 몃 男남妹 매가 임의 無무事사長쟝成셩하야 早조夭요惡악疾질者쟈ㅣ 업고 至지於어舍샤弟뎨儆경은 乳유哺포로붓허 出츌類류한

才제性성이 잇고 不불肖초三삼兄형弟데도 역시 舅구家가에 得득罪죄랄 免면하니 엇지 우리 慈자闈위ㅣ 胎태에 삼가신 恩은德덕이 아닌줄 알니오 可가히 恨한하옴은 不불肖초等등도 受슈稟품인즉 거의 下하等등은 免면할 너니 자라옴으로 本본質질을 剛강勵려티 못하야 맛참내 破파器긔랄 免면티 못하니 悲비夫부悲비夫부ㅣ로다 歲세庚경午오季계秋추初초吉길에 不불肖초小쇼女녀난 謹근跋발하노라

이 책은 우리 어머니께서 지으신 것이다. 아! 우리 어머니는 어려서부터 베 짜고 길쌈하는 틈틈이 경사經史를 공부하여 널리 통하시고 다시 큰 도道에 뜻을 두어 이기理氣와 성정性情의 학문을 폭넓게 하셨으며, 저속한 책은 구하지 않으시고 속된 시부를 읊조리는 것을 더욱 좋아하지 않으셨으니 그때의 풍속이나 유행을 즐기는 사람들과는 크게 다름이 있으셨다. 책을 저술하는 것에 대해서는 옛 사람의 찌꺼기에 불과하다 하시며 또한 마음에 두지 아니하셨으나, 특별히 이것을 써 두신 것은 다만 몸소 시험하신 것으로 여인들에게 보이려고 하신 일이다. 그러나 이제 보건대 나 같은 불초한 자식이 있으니 세상에 누가 태교를 믿을만하다 하겠는가?
비록 그러하나 그렇지 않은 점도 있으니 나와 몇 남매가 이미 무사하게 장성하여 일찍 죽고 나쁜 병에 걸린 사람이 없

고, 아우인 경儆은 젖 먹을 때부터 뛰어난 재주와 성품이 있으며 불초한 삼형제도 역시 시댁에 죄가 됨을 면하였으니 어찌 우리 어머니가 태胎에서부터 삼가신 은덕이 아니겠는가. 가히 한스러운 것은 나와 형제들이 받은 성품은 거의 하등下鐙은 면하였지만, 자라면서 본바탕을 굳게 힘쓰지 못하고 마침내 몸을 해치는 일을 면하지 못하였으니 슬프고도 슬프다! 경오년 (음력) 9월 1일에 불초한 작은 딸이 삼가 발문을 쓰다.

권상규權相圭[289] 발문跋文

圭嘗慕方便子[290]先生柳公 經術文章之盛 而意其謂胚胎鍾毓[291]之有不凡也 日柳君近永賫[292]其高王妣 李淑人所著 胎敎新記徠 示予屬以卷尾之語[293] 李氏乃方便子之大夫人[294]也 予盥讀訖 歛袵敬歎曰 有是哉 宜是母而有是子也

[289] 권상규權相圭(1874-1961)는 본관이 안동安東으로 자는 치삼致三이고 호는 채산蔡山·인암忍庵이다. 조선말기 의병으로 활동하였고, 문집으로는 『인암집忍庵集』이 있다.
[290] '方便子(방편자)'는 유희柳僖 선생의 호號이다.
[291] '鍾毓(종육)'은 종영육수鍾靈毓秀의 준말로 '영험함을 모아서 빼어난 인재를 기른다'는 뜻이다. 좋은 환경에서 우수한 인물이 나온다는 말이다.
[292] '賫(재)'는 재齎의 속자俗字이다.
[293] '卷尾之語(권미지어)'란 발문跋文을 지칭하는 것이다.
[294] '大夫人(대부인)'은 남의 모친을 공경하여 부르는 말이다.

내(권상규)가 일찍이 방편자선생 유공의 경학과 문장이 성대함을 흠모해왔는데, 생각해보니 그 태아를 가졌을 때의 좋은 환경에 특별한 것이 있었을 것이다. 어느 날 유근영군이 그 고조할머니 숙인 이씨가 지은 『태교신기』를 가지고 와서 내게 보여주며 책 뒤에 붙일 말씀을 부탁하였다. 이씨는 곧 방편자선생의 모친이다. 내가 손을 깨끗이 씻고 책을 읽었는데, 다 보고나서 옷자락을 여미고 경탄하여 "이와 같은 것이 있었구나! 그 어머니에 그 아들이로다!"라고 하였다.

竊觀其書 首言性命賦受之原 氣質善惡之由 次言夫婦居室之道 姙娠日用之節 引經訓以實之 參醫方以證之 或引物而取譬 或憫俗而存戒 理義昭晳 文章典雅 使天下之爲父母者 曉然知胎敎之不可不謹 而方便翁又註以釋之 諺以解之 雖愚夫愚婦 未或難悟

내가 그 책을 살펴보니 처음에는 성과 명을 부여받는 근원과 기질의 좋고 나쁨이 말미암는 까닭을 말하였고, 그 다음에는 부부가 집안에서 거처하는 도리와 임신하였을 때 날마다 행하는 절도를 말하였다. (이러한 것들을 모두) 경전의 가르침을 인용하여 실증하였고, 의술의 방법을 참고하여 입증하였다. 간혹 사물을 가져다가 비유하기도 하고, 또 풍속을 안타깝게 여겨 경계를 두기도 하였다. 이치와 의리가 밝을 뿐 아니라 문장이 법도에 맞고 우아해서 천하의 모든 부모 된 사람들이 태교를 삼가 하여 하지 않으면 안 된다는 것을 분명하게 알게 하였다. 방편자선생도 또한 (『태교신기』에) 주석을 달아서 해석하고 한글로 풀이하여, 비록 어리석은 부부라도 깨우치기 어려움이 없게 하였다.

儘所謂憂之也深 故其言之也切 慮之也遠 故其說之也詳者也 昔朱夫子之編小學也 以太任[295]胎教爲首 而列女傳妊子之方次之 聖賢敎人 端本淸源之意 盖如是也

이 모든 것이 이른바 "걱정하는 마음이 깊어서 그 말이 절절하고, 생각하는 것이 깊어서 그 말이 상세하다는 것"[296]이다. 옛날에 주자가 소학을 편찬할 때 태임의 태교로써 처음을 삼고 열녀전의 아이를 임신하는 방도로써 그 다음을 이었으니, 성현들이 사람들을 가르침에 있어서 근원을 바르게 하고 깨끗이 하는 뜻이 대개 이와 같다.

是書 本於小學首篇之旨 而言之詳且切 有加焉 垂世立

---

[295] '太任(태임)'은 주나라 시조이며 성인으로 칭송되는 문왕文王의 어머니이다.
[296] 주자朱子의 『중용장구中庸章句』 서문序文에서 인용한 것이다.

教 孰有先於此者乎 向使²⁹⁷早進王國 印于書舘 頒示爲天下教 則豈不生育得多少俊英 而寥寥數百載 藏弆于一家私篋 則雖欲無才難之歎得乎

이 책은 소학 첫 장의 뜻을 근본으로 하였는데, 말씀이 상세하고 또한 절실하며 거기에 추가한 것이 있다. 세상에 모범을 보이고 가르침을 세움에 있어서 무엇이 이것보다 먼저이겠는가? 만일 나라에 일찍 진상하고 서관에서 인쇄해서 반포하여 온 나라에 가르쳤다면, 어찌 많은 준걸과 영재를 얻지 못하였겠는가! 그런데 수백 년 동안 쓸쓸히 한 집안의 대나무 상자에 담겨 버려졌으니, 인재 얻기가 어렵다는 탄식을 아니 할 수 있었겠는가?

近永甫²⁹⁸懼²⁹⁹家獻之湮沒 慨世敎之陵夷³⁰⁰ 將刊印是書 公于一世 可謂篤於孝慕 而爲志亦不苟矣 世之讀者 苟能玩味 而體行之 則東邦人才之盛 其庶幾乎

---

297 '向使(향사)'는 설사設使, 설령設令과 같은 말이다.
298 '甫(보)'는 평교간平交間이나 손아랫사람을 부를 때에 성명姓名 아래에 붙여 쓰는 말이다.
299 '惧(구)'는 구懼의 간체자이다.
300 '陵夷(능이)'는 언덕이 평평해지는 것처럼 무너지고 쇠퇴하는 것을 뜻한다.

근영군이 집안의 전적이 사라질 것을 염려하고 세상의 교육이 무너질 것을 안타까이 여겨 이 책을 간행하려고 하니, 공(근영)은 지금 세상에 효도와 사모함에 있어서 진실로 독실하고 그 뜻 또한 구차하지 않다고 할 수 있다. 세상의 독자들이 진실로 (이 책을) 완미하고 몸으로 실천한다면 우리나라에 인재가 융성함을 기대할 수 있을 것이다!

丙子 重陽節 永嘉[301] 權相圭 謹書

병자년(1936) 음력 9월 9일에 안동 권씨 상규가 삼가 쓰다.

---

[301] '永嘉(영가)'는 경상북도 안동군安東郡의 옛 이름이다.

이충호李忠鎬[302] 발문跋文

此胎敎新記 李氏夫人 師朱堂所著書也 人之生 均受
天之所賦予 而其容貌之妍媸 才藝之智愚 有萬不齊者
抑又何哉 小學列女傳曰 婦人姙子 寢處坐立 飮食之
節 必以其道 則生子形容端正 才過人矣 古人已實驗行
之 豈可以微獨而忽之也

이 『태교신기』는 사주당 이씨부인이 저술한 책이다. 사람이 태어날 때는 하늘이 부여한 것을 균등하게 받지만[303] 그 용모의 아름다움과 추함, 재능과 기예에 있어서 지혜가 있거나

---

[302] 이충호李忠鎬(1872-1951)는 유학자儒學者로 자字는 서경恕卿이고, 호號는 하정霞汀이다. 본관은 진성眞城이고, 출신지는 경상북도 예안禮安(현 안동군)이다. 퇴계의 종손으로, 부친은 이중경李中慶이다.
[303] 태어날 때 하늘로부터 균등하게 받는다는 것은 인의예지仁義禮智의 착한 본성을 누구나 가지고 태어나는 것을 의미한다.

어리석음이 만 가지로 다른 것은 또 무엇 때문인가? 『소학』과 『열녀전』에서 "부인이 아이를 가지면 잠자고 거처하는 것과 앉고 서는 것, 마시고 먹는 절도를 반드시 그 법도에 맞게 하면 태어난 아이의 형체와 용모가 단정하고 재질이 뛰어나다."고 하였는데 옛사람이 이미 실험하여 실행한 것을 어찌 자질구레하고 홀로 하는 것이라 하여 소홀히 할 수 있겠는가?

師朱堂夫人 生乎仙李[304]之華閥 博通經史百家 歸乎晉柳之名門 恭執內則諸訓 已是閨壼中女士 旁究子育之道 以謂敎之於胚胎之中 母之職也 敎之於長成之時 父師之責也 於是乎 以是母生是子 卽上舍南岳柳公諱儆也 始也姿相出類 終焉 文行絶世 豈非胎敎之有以致此耶

사주당 이씨부인은 왕실의 혈통인 이씨의 좋은 가문에서 태어나 경전과 사서와 제자백가에 두루 통하였는데, 진주 유씨의 명문가에 시집을 왔다. 「내칙」의 여러 가르침을 공손히 실천하여 이미 규중의 훌륭한 여선비로서 두루 아이를 기르는

---

[304] '仙李(선이)'는 조선시대 왕실의 성姓인 이 씨를 높여 부르는 말이다.

도리를 연구하여, 태아를 가지고 있는 기간에 가르치는 것은 어머니의 직분이고, 장성해 나갈 때에 가르치는 것은 아버지와 스승의 책임이라고 하였다. 이것이로다! 이런 어머니가 이런 아들을 낳은 것이 곧 상사[305]인 남악[306] 유경이다. 태어날 때부터 용모가 다른 사람보다 뛰어났고, 죽을 때에는 학문과 행실이 세상에 비할 것 없이 뛰어남이 어찌 태교가 여기에 이르도록 함이 아니었겠는가?

南岳公一自孤露[307] 搜出古箱中 深藏之此記 感手澤[308]之尙存 懼懿戒之或泯 旣註釋於章句 且謄諺於編尾 俾便男女各自省 觀其綱領條目也 大而天地陰陽之交泰 風雨雷霆之相剝[309] 細而吉凶之不相襲 邪正之不相容 粲然具備 較諸向所云列女傳 尤極詳密 此婦人之寶鑑也

[305] '上舍(상사)'는 생원生員 또는 진사進士를 가리키는 말이다.
[306] '南岳(남악)'은 유희柳僖의 호號이다.
[307] '孤露(고로)'란 부모가 모두 죽으면 세상의 모든 풍파에 노출된다는 뜻으로 부모가 모두 돌아가신 것을 비유한 말이다.
[308] '手澤(수택)'은 손이 자주 닿았던 책이나 물건에 남아 있는 손때나 번드르르한 흔적을 가리킨다.
[309] '天地交泰(천지교태)'와 '雷風相薄(뇌풍상박)'은 『주역周易』 태괘泰卦와 설괘전說卦傳에 나오는 글이다. 본문의 '박剝'자는 '박薄'자와 같은 뜻으로 사용한 것으로 보인다.

남악공이 언젠가 부모님이 돌아가신 뒤에 오래된 상자에서 이 책을 찾아냈는데, (어머님의) 손때가 아직도 여전한 것에 감격하고 훌륭한 가르침이 혹시라도 사라질까 두려워, 장구에 주석을 달고 책 뒤편에 우리말로 베껴서 남녀가 각각 스스로 살펴보기 편하게 하였다. 그 강령과 조목을 보면 크게는 천지와 음양이 서로 통하는 것과 바람과 비 그리고 우레와 번개가 서로 부딪치는 것으로부터 작게는 길흉이 서로 섞이지 않으며 그릇된 것과 올바른 것이 서로 용납되지 않는 이치를 명백하게 갖추고 있다. 앞에서 언급한 『열녀전』에 비교해 보아도 더욱 상세하고 치밀하니, 이러한 것들이 부인들에게 모범이 되는 귀중한 책이 된다.

我族弟鍾洙甫 向余道此記之珎[310]貴 而師朱堂玄孫[311] 近永 自東華[312]來寓襄陽 追從甚好云 以其又恬澹文雅 之爲迺家人也

내 친척 동생인 이종수가 예전에 내게 이 『태교신기』가 진귀하다고 말한 적이 있었는데 사주당의 현손인 유근영 씨가

---

[310] '珎(진)'은 珍과 동자同字이다.
[311] '玄孫(현손)'은 손자의 손자로서 즉 고손자를 말한다.
[312] 충청북도忠淸北道 보은군報恩郡 산외면山外面 동화리東華里

동화로부터 양양에 머물러 사는데 따르는 사람들이 매우 좋아한다고 하니 그 사람됨이 편안하고 담백하며 문아함이 바로 그 집안의 사람이다.

近永甫 已鈔弆南岳遺稿幾十劵 力絀而留俟鋟繡[313] 擬先此一㝮[314] 刊布於遠邇 要我記實[315]于卷端 使世之人 一經眼 則輻湊購覽佇見 西京[316]紙貴之美譚 何待讚揚 特賀近永甫 追孝之誠 世濟不匱云爾

근영씨가 남악공의 유고 수십 권을 베껴두었다가 힘들게 엮어서 간행하기 위해 남겨놓았는데, 아마도 먼저 이 한권의 책을 발간하여 원근에 배포하고자 하여 내게 책 뒤에 붙일 기사문을 요청하였다. 만일 세상 사람들이 한번만 눈으로 본다면 다투어 구독하고 기다려서 볼 것이니, 낙양의 종이 값이 급등하였다는 미담[317]을 어찌 기다려서 찬양하겠는가?

---

313 '鋟繡(침수)'는 새기고 수놓는다는 뜻으로 여기서는 책을 간행하는 것을 말한다.
314 '㝮'은 권卷의 이체자異體字이다.
315 '記實(기실)'은 기사문記事文을 말한다.
316 송宋나라 때에는 낙양洛陽을 서경西京이라고 하였다.
317 이것은 '낙양지귀洛陽紙貴'의 고사와 관련된 내용이다. 중국 춘추시대 진晉나라의 시인 좌사左思가 쓴 『삼도부三都賦』가 반고의 『양도부兩都賦』와 장형의 『이경부二京賦』에 비견될 만하다는 소문에 사람들이 앞다투어 『삼도부三都賦』

근영 씨의 돌아가신 조상들에 대한 효도하는 정성을 특별히 경하하며 세상을 구제하려는 마음이 다하지 않기를 바랄 뿐이다.

丁丑仲春 眞城 李忠鎬 謹跋

정축년(1937) 음력 2월에 진성 이씨 충호가 삼가 쓰다.

를 베껴다 읽었다. 그 바람에 낙양 안의 종이가 갑자기 동이 나서 종잇값이 폭등하였다.

권두식權斗植 발문跋文

夫婦一家之天地也 造端³¹⁸贊育 蓋有道焉 古者有胎敎
之法 以是也 後世知道者鮮 旣或不謹於居室 且其娠育
也 一聽於氣化之自爾³¹⁹ 而不小致力於己所當爲 人品
之生 顧安得不衰替矣乎

부부는 한 집안의 하늘과 땅이다.³²⁰ 가정을 이루고 도와서 기르는 것에는 모두 도리가 있으니 옛날에 태교의 법도가 있었다는 것이 바로 이것이다. 후세에는 그 도를 아는 자가 드

---

318 '造端(조단)'은 시작한다는 뜻이다. 『중용』 제12장 "君子之道 造端乎夫婦 及其至也 察乎天地[군자의 도는 부부에서 시작하지만 그 지극함에 있어서는 천지에 밝게 드러난다.]"에서 그 의미를 취한 것이다.
319 '自爾(자이)'는 저절로 그러하다는 뜻이다.
320 하늘은 만물을 위에서 덮어주고 때에 맞게 비를 내려 주며, 땅은 만물이 뿌리를 내리고 살 수 있도록 아래에서 받쳐 준다. 이와 같은 역할을 아버지와 어머니가 하는 일로 비유한 것이다.

물어서 (부부가) 일상생활을 하는 것뿐만 아니라 임신하고 기르는 것에도 삼가지 않고, 기운의 조화가 저절로 이루어지는 것에 온전히 맡겨두고 자기가 마땅히 해야 하는 것에 조금도 노력하지 않으니, 기품이 좋은 사람의 태어남이 어찌 쇠퇴하지 않겠는가?

惟師朱堂李淑人 生璿源[321]禮法之門 早承家學 深有所造 適柳氏 而配賢君子 得行其所學 克盡婦道 及其姙四子女 輒皆教於未生 一如列女傳所云 而胤子西陂先生 以鴻才明智 卒能邃於文學 爲世名儒 此其爲胎敎之驗也

오직 사주당 숙인 이씨는 왕실의 후손으로 예법을 지키는 가문에서 태어나 일찍이 집안의 학문을 승계하고 조예가 깊었다. 유씨 집안으로 시집가서는 현명한 군자의 짝이 되어 그 배운 것을 실행하고 능히 부인의 도리를 다하였다. 네 자녀를 임신함에 있어서는 태어나기 전에 하는 모든 가르침을 『열녀전』에서 이른 것과 똑같이 하여 맏아들[322] 서파 선생이

---

[321] '璿源(선원)'이란 왕실의 조상에서 갈려 내려오는 겨레붙이의 계통을 말한다.
[322] 전처소생을 제외하고 사주당의 맏아들을 가리킨다.

큰 재주와 명석한 지혜로써 마침내 문장과 학문에 정통하여 당세의 이름난 유학자가 되도록 하였다. 이것이 바로 그 태교의 증험이다.

淑人嘗因其平日踐歷者 著爲一書 名曰胎敎新記 見其引喩該博 節目詳備 實有前人所未發 苟非仁淑明睿徹人理而贊天化者 其能得與於此哉 蓋古女士之能文章者 或無德可稱 而有德者又無文可傳 若淑人者 卓乎其無與儔者歟

숙인이 일찍이 그 평소에 실천해 온 것들을 한 권의 책으로 지어서 『태교신기』라고 이름 하였다. 그 인용한 것들이 해박하고 절목이 상세한 것을 보면 실로 전대의 사람들이 밝히지 못한 것들이 있으니, 어질고 맑은 성품과 밝은 지혜로 인간의 도리를 꿰뚫어 천지의 조화를 돕는 사람이 아니면 그 누가 여기에 더불어 함께 할 수 있겠는가? 옛날의 훌륭한 여선비로 문장에 능한 사람은 간혹 그 덕이 모자라고, 덕이 있는 사람은 또한 글로써 전할 만한 것이 없으니, 숙인과 같은 사람은 뛰어나서 견줄만한 사람이 없는 것인가?

西陂翁 嘗解釋是書 使人曉然易知 其述先徽[323] 爲後慮者至矣 至久在巾笥[324] 識者恨之 玄孫近永甫 慨然發慮 圖所以鋟梓[325]而壽傳 請余一言 識其尾 旣懇辭不獲 則乃斂袵而言 曰不亦善乎 祖先之文 孰非可重 而是書之有關於世敎 尤非尋常咳唾[326]之比也

서파옹(유희)이 일찍이 이 책을 풀이하여 사람들이 분명하고 쉽게 알 수 있도록 해서 그 어머니의 훌륭한 업적을 서술하고 뒷날을 염려하는 것이 지극한데, 오랫동안 상자에 있었으니 식자들이 그것을 한스럽게 여겼다. 고손자인 근영씨가 이것을 안타깝게 생각하고 책으로 발간해서 오래 전하고자 하여 내게 한 마디의 말을 청하여 책의 말미에 새기고자 하였다. 내가 간절하게 사양하였으나 어쩔 수 없어서 이에 옷

---

[323] '先徽(선휘)'는 조상의 아름다운 덕행을 말한다.
[324] '巾笥(건사)'는 피륙이나 책을 보관하는 작은 상자이다.
[325] '鋟梓(침재)'는 인쇄할 목적으로 나무 판에 글자를 새기는 것이다.
[326] '咳唾(해타)'는 타인의 아름다운 시문詩文을 뜻하는 말이다. 『장자莊子』〈추수秋水〉편에 "子不見夫唾者乎 噴則大者如珠 小者如霧 雜而下者 不可勝數也 [그대는 저 재채기 하는 것을 보지 못했는가? 뿜을 때 큰 것은 구슬과 같고, 작은 것은 안개와 같이 뒤섞여 내리는 것을 이루 다 셀 수가 없다.]"라고 한 데서 온 말이다. 이 이야기에서 '해타성주咳唾成珠'라는 성어成語가 생겼는데 해타성주는 기침할 때 튀는 침이 모두 아름다운 주옥珠玉이 된다는 뜻으로, 특별히 공을 들이지 않고서도 문장이 주옥처럼 아름다운 것을 칭찬할 때 쓰는 말이다.

섶을 여미고 다음과 같이 말하였다. 이 또한 좋지 아니한가? 선조의 글에 어떤 것 중요하지 않겠는가 만은 이 책이 세상의 가르침에 관련된 것은 더욱 보통의 아름다운 시문과는 비교할 수가 없다.

世之巾幗[327]家[328] 能以淑人爲法 則足以致一家之位育[329] 而不患夫生才之不逮古昔也 是編之行 豈非吾東方之一大倖歟 於乎休哉

세상의 부인들이 능히 숙인을 본받는다면 족히 일가를 제자리 잡게 하고 양육하는 것을 다하여 인재가 태어남에 있어서 옛날에 미치지 못함을 근심하지 않게 할 것이다. 이 책이 간행됨이 어찌 우리나라의 크나큰 다행이 아니겠는가? 아아, 아름답도다!

---

[327] '巾幗(건괵)'은 부인들이 머리를 꾸미기 위하여 사용하였던 쓰개의 하나이다.
[328] '家(가)'는 명사 뒤에 쓰여 동류동류의 사람을 나타낸다.
[329] '位育(위육)'은 『중용』 제1장 "致中和 天地位焉 萬物育焉[중화를 이루면 천지가 제자리를 잡고 만물이 길러진다.]"는 구절을 인용한 것이다.

┃ 丁丑春分節 永嘉 權斗植 謹識

정축년(1937) 춘분(양력 3월 21일)에 안동 권씨 두식이 삼가 쓰다.

유근영柳近永 발문跋文

此胎敎新記 吾高王妣 淑人完山李氏 師朱堂之所著書也 其珍重奇異 而可嘉惠寶鑑 類於此書者 幾希於古今諸書也 自古立言垂軌 以男子言之 非人人所能也 而況於婦人乎

이 태교신기는 우리 고조할머니 숙인 완산이씨 사주당께서 지으신 책이다. 보배처럼 귀중하며 기이하면서 아름답고 은혜로워 본보기로 삼을 만한 귀중한 것으로 이 책과 비슷한 것은 고금의 여러 책 중에 매우 드물다. 오래전부터 후세에 훌륭한 말과 법도를 전하는 것은 남자로써 말한다 해도 사람마다 모두 할 수 있는 것이 아닌데 하물며 부인에게 있어서는 어떻겠는가?

聖王之經義傳旨 蓋其生后成人之戒也 而此書宗旨 乃在於生民厥初之受也 彼璇璣織錦³³⁰之詞 玉樓少年之篇 才則才矣 過於哀傷 欠於貞靜之德矣 而此篇則 詞章之反覆排列 簡重正肅 可以補戴記之久闕也

성왕들이 지은 경전의 뜻과 취지는 대개 태어난 이후 성인에 대한 가르침인데 이 책의 요지는 사람이 태어남에 있어 그 본바탕을 받는 것에 있다. 저 소혜蘇蕙의 선기도에 있는 시문과 이하李賀의 시편³³¹ 글은 재주 있는 글이지만 슬픔이 지나쳐 마음을 상하게 하고 곧고 깨끗한 덕이 부족한데, 이 (『태교신기』의) 글은 문장이 반복 배열되어 있으나 간결하되 무게가 있고 바르고 정숙하여 『대대례기』에서 오랫동안 빠져있던 것을 보충하였다고 할 수 있다.

---

³³⁰ '璇璣織錦(선기직금)'이란 전진前秦시대 두도竇滔의 처 소혜蘇蕙가 짠 회문回文의 시도詩圖를 말한다. 이것은 종횡으로 왕복하여도 모두 읽을 수 있다. 두도가 부견苻堅에 의해 진주秦州자사가 되었다가 유배되었는데 이를 소씨부인이 그리워하여 회문으로 된 시를 짜서 남편에게 주었다. 그 시의 내용이 매우 처량하고 쓸쓸하였다. 후인이 이것을 선기도璇璣圖라고 칭했다.(출처: 바이두, 진서晉書, 『열녀전列女傳』〈두도처소씨竇滔妻蘇氏〉)

³³¹ 당나라 시인 이하李贺(790-817)는 27세의 나이로 일찍 죽었는데, 전설에 의하면 상제上帝가 백옥루白玉樓를 짓고 이하李賀로 하여금 기記를 짓게 하려고 불러갔다 한다. 이하李贺는 시성詩聖 두보와 시선詩仙 이백, 시불詩佛 왕유와 함께 당대의 저명한 시인으로 시귀詩鬼라고 불린다.

自任姒³³²之後 履此胎敎之法者 千古無幾 而蓋是淑人
踐履之實記也 嗚呼 淑人 一生所著 不爲不多 而於易
簀³³³之日 命之曰 女書不緊於世也 皆可煨之 獨此一書
則 當傳之于家 使兒女輩鑑考焉 所以此書之猶存於今
日者也

문왕의 어머니 태임과 무왕의 어머니 태사 이후로 이 태교
의 법을 실행한 자가 오랜 세월동안 거의 없었지만, 이것은
숙인이 실천하신 실제 기록이다. 아! 숙인이 일생동안 저술
하신 것이 많지 않다고 할 수 없으나 임종하시는 날에 말씀
하시기를 "여자가 지은 책은 세상에 긴요하지 않으니 모두
태워버리되, 오직 이 한 권의 책은 마땅히 집안에 전하여 아
녀자들로 하여금 이것을 거울로 삼게 하라"고 하셨기 때문
에 이 책이 오늘날까지 남아 있게 된 것이다.

噫 淑人之謦咳永秘 一書僅存 而凡我屛孫輩 零替無

---

332 '任姒(임사)'는 문왕文王의 어머니 태임太任과 무왕武王의 어머니 태사太姒
를 가리킨 말이다.
333 '易簀(역책)'이란 병이 깊어 장차 죽음에 임박한 것을 가리키는 말이다. 책簀
은 침상 바닥에 까는 깔개로 대부大夫만이 사용할 수 있었다. 증자曾子가 임종
할 당시 시동이 화려하고 눈에 띄는데 대부大夫가 쓰는 깔개냐고 묻자 대부大夫
가 아니었던 증자가 계손씨季孫氏가 준 것을 아직 미처 바꾸지 못했다고 답하
고 이를 바꾸고 죽었다는 것에서 유래한다.(출처: 『예기禮記』 「단궁상檀弓上」)

狀³³⁴ 使此書終未免世遠湮沒之歎 故不肖昕夕³³⁵痛恨 幾殫緜力³³⁶ 而付之剞劂³³⁷ 附以墓誌一篇 用作家傳之 懿訓云爾

슬프다! 숙인이 깨우치시는 말씀은 깊고 오묘한데 한 권의 책이 겨우 남아 있을 뿐이고, 우리 나약한 자손들이 쇠락하고 보잘 것 없어 이 책이 끝내 세월이 오래되어 없어질 것이라는 탄식을 면하지 못하게 하였다. 그래서 내가 아침저녁으로 마음 아프게 한탄하다가 미약한 힘을 다하여 조판에 맡기고, 묘지 일 편에 붙여 집안에 전하는 아름다운 교훈으로 삼고자 한다.

歲丙子至月³³⁸念³³⁹五日 不肖玄孫 近永泣血 謹識

병자년(1936) 음력 11월 25일, 불초 현손(고손) 근영이 피눈물을 흘리면서 삼가 씁니다.

---

334 '無狀(무상)'은 공적功績이나 착한 행실行實이 없는 것을 가리킨다.
335 '昕夕(흔석)'은 조석朝夕을 말한다.
336 '緜力(면력)'은 자신의 능력을 겸양할 때 쓰는 말로 미약한 힘을 의미한다.
337 '剞劂(기궐)'은 인쇄하려고 나무판에 글자를 새기는 것을 말한다.
338 '至月(지월)'은 동짓달, 음력 11월이다.
339 '念(념)'은 '이십二十'의 갖은자이다. 일壹·이貳·삼參·사肆·오伍·육陸·칠柒·팔捌·구玖·십拾·백佰·천仟 따위와 같다.

저자 및 역자 약력

이사주당李師朱堂

이사주당李師朱堂(1739~1821, 영조15~순조21)은 태종의 서자인 경녕군敬寧君의 11대손으로 본관은 전주이다. 1739년 12월 5일, 청주에서 아버지 이창식과 어머니 진주 강씨 사이에서 2남 5녀 가운데 여섯째로 출생하였다.

그는 『소학小學』, 『가례家禮』 및 『여사서女四書』 등 유학의 경서經書를 두루 읽어 경전의 가르침을 명확하게 깨달았고, 유한규柳漢奎와 혼인 후에는 학문의 심오한 이치와 성정性情에 대해 토론하고 지속적으로 배움에 정성을 다하며, 부부사이를 넘어 학문적 동반자로서 평생을 지기知己로 살았다. 이사주당의 처음 당호는 희현希賢이었으나, 후에 사주師朱로 바꾸었다. 당호인 사주당師朱堂은 '주희朱熹를 스승으로 삼아 본받는다'는 의미로, 성리학을 배우고 주자의 학문을 계승하여 자신의 학문 요체로 삼았다.

이사주당은 자신이 쓴 글 중 오직 『태교신기』만을 후세에 남겼다. 그는 태교에 관한 글이 없어진지 오래되어 당시 임신부들이 태교에 무지한 것을 안타깝게 여기고, 태교방법을 글로 전하여 깨닫고 행할 수 있도록 하였다.

이사주당은 "자신의 어머니 편지 한 묶음, 남편 유한규의 성리性理 답문 한 묶음, 그리고 본인이 손수 베낀 『격몽요결擊蒙要訣』 한 권을 입던 옷과 같이 넣어 달라."고 유언하고 1821년 9월 22일 세상을 떠났다.

유희柳僖

유희柳僖(1773~1837, 영조49~헌종3)는 조선 후기 실학파에 속하는 유학자이며 음운학자이다. 아버지 유한규柳漢奎와 어머니 사주당師朱堂 사이에서 태어났으며 본관은 진주晉州이고, 초명初名은 경儆, 자는 계중戒仲, 호는 서파西陂·방편자方便子·남악南嶽이다.

그는 일찍 경학에 잠심하여 성리학을 주로 하고, 춘추대의春秋大義를 본으로 삼아 경서의 주석에 전념하였고, 천문·지리·의약·농정·충어·종수·조류·풍수 등 자연과학 분야까지 정통하였다. 또한 당시 실학자이며 음운학자인 정동유鄭東愈를 직접 사사하여 문자음운학에 대한 식견도 상당하였다.

그의 저서로 방대한 『문통文通』 100권이 초고로 전해 왔는데, 진주유씨 문중의 기탁으로 44책 69권이 현재 한국학중앙연구원 장서각에 소장되어 있다. 그 중 『시물명고詩物名考』, 『물명유고物名類考』, 『언문지諺文志』는 국어학사적으로 볼 때 중요한 사료로서 논의의 대상이 되고 있다.

김경미金敬美

성균관대학교 유학과에서 유학을 전공하였으며, 동대학교 생활과학대학원 예절다도 석사를 거쳐 유학대학원에서 철학박사 학위를 취득하였다.

현재 성균관대학교 학부대학·대학원 강사, 한국지역사회교육협의회 수석강사로 태교, 인성, 예절, 부모교육을 초, 중, 고, 대학교와 문화원, 향교, 도서관, 학습관 등에서 강의하고 있다.

자녀교육과 부모교육에 대한 연구를 통해 『자녀인성함양을 위한 부모교육프로그램연구』와 『부모교육의 유학적 적용-〈태교신기〉를 중심으로』, 『유학의 태교에 관한 연구-〈태교신기〉를 중심으로』 등의 논문을 완성하였다.

　연구를 바탕으로 0~13세 사이의 자녀를 둔 부모에게 필요한 부모교육과 자녀교육방법을 전국의 모든 부모들에게 전하여 널리 퍼뜨리고자 한다. 그 첫 시작으로 한국의 태교방법론인『태교신기胎敎新記』를 번역 출간한다.

신명종申明鐘

　한국외국어 대학교 화란어과 졸업하고, 성균관대학교 유학대학원 유학과 석사를 거쳐 유학대학원에서 철학박사학위를 취득하였다.
　현재 성균관대 한국철학인문문화연구소 선임연구원, 동인문화원 교수로 주역周易과 사서삼경四書三經 등 고전을 강의하고 있다.
　주요 논문으로는『주자朱子와 다산茶山의 서법筮法에 대한 비교比較 연구』,『주역周易 점서법占筮法과 현대적現代的 함의含意에 관한 연구』,『단전彖傳의 괘변卦變 해석에 관한 비교 연구』등이 있다.